I0001449

HYGIÈNE

DE LA

PREMIÈRE ENFANCE

X

OUVRAGES DE L'AUTEUR.

1° TRAITÉ DES MALADIES DES NOUVEAU-NÉS, DES ENFANTS A LA MAMELLE ET DE LA SECONDE ENFANCE. *Quatrième édition.* Paris, 1862, 1 vol. in-8 de 1024 pages, avec 46 planches intercalées dans le texte.

2° NOUVEAUX ÉLÉMENTS DE PATHOLOGIE GÉNÉRALE ET DE SÉMIOLOGIE. Paris, 1857, 1 vol. in-8 de VIII-1060 pages, avec planches d'anatomie pathologique générale intercalées dans le texte.

3° DE L'ÉTAT NERVEUX AIGU ET CHRONIQUE, OU NERVOSISME, appelé névropathie aiguë cérébro-pneumogastrique, diathèse nerveuse, fièvre nerveuse, cachexie nerveuse, névropathie protéiforme, névrospasmie et confondu avec les vapeurs, la surexcitabilité nerveuse, l'hystéricisme, l'hypochondrie, l'anémie, la gastralgie, etc., *professé à la Faculté de médecine en 1857, et lu à l'Académie impériale de médecine en 1858.* Paris, 1860, 1 vol. in-8 de XII-348 pages.

4° TRAITÉ DES SIGNES DE LA MORT, et des moyens de prévenir les enterrements prématurés. Paris, 1849, 1 vol. grand in-18, VI-408 pages, *couronné par l'Institut.*

5° DE LA VIE ET DE SES ATTRIBUTS. 1 vol. in-18. (*Sous presse.*)

Paris. — Imprimerie de L. MARTINET, rue Mignon, 2.

à mon savant confrère Maximin Legra...

Bouchut

HYGIÈNE

DE LA

PREMIÈRE ENFANCE

COMPRENANT

LES LOIS ORGANIQUES DU MARIAGE,

LES SOINS DE LA GROSSESSE

L'ALLAITEMENT MATERNEL, LE CHOIX DES NOURRICES, LE SEVRAGE

LE RÉGIME, L'EXERCICE

ET LA MORTALITÉ DE LA PREMIÈRE ENFANCE

PAR

E. BOUCHUT

Médecin de l'hôpital Sainte-Eugénie (Enfants malades)
Professeur agrégé de la Faculté de médecine
Chevalier de la Légion d'honneur
Membre de la Société anatomique, de la Société de médecine pratique
de la Société de biologie, de la Société médicale de Dresde.

PARIS

J.-B. BAILLIÈRE et FILS

LIBRAIRES DE L'ACADÉMIE IMPÉRIALE DE MÉDECINE

Rue Hautefeuille, 19.

LONDRES	NEW-YORK
Hippolyte Baillière, 219, Regent street.	Baillière brothers 440 Broadway.

MADRID, C. BAILLY-BAILLIÈRE, PLAZA DEL PRINCIPE ALFONSO, 16.

1862

Tous droits réservés.

PRÉFACE.

Les trois premières éditions de mon *Traité des maladies du nouveau-né et des enfants à la mamelle*, publiées en 1845, 1852 et 1855, avaient pour première partie un précis d'éducation physique des jeunes enfants. Mais, en transformant cet ouvrage pour y placer toutes les maladies de l'enfance jusqu'à la puberté, le Précis d'éducation a subi une transformation analogue, et par suite des développements nouveaux il constitue le *Traité d'hygiène de la première enfance* que je publie aujourd'hui. C'est un ouvrage entièrement nouveau. Il renferme tout ce qui est relatif à la constitution et à l'hygiène des enfants, et sera, j'espère, le guide du médecin à ses débuts dans la carrière médicale. Ce sera aussi celui des jeunes mères dont l'inexpérience se laisse facilement entraîner à toutes les pratiques d'un empirisme dangereux, et qui ont besoin de recevoir les conseils éclairés de la science. On n'invente rien en matière d'hygiène, même lorsqu'il s'agit de l'art, un peu trop dédaigné, d'élever les petits enfants. Il faut en avoir élevé soi-même, et il faut être en famille pour comprendre les embarras et les perplexités que causent un petit être qui, sans être malade, crie et s'agite sans pouvoir être calmé, dont les fonctions se font bien en apparence, mais dont l'alimentation et le régime laissent à désirer. Le père et la mère, qui ont eu à souffrir des cris inexplicables d'un jeune enfant et des difficultés inhérentes à son éducation physique, comprendront aisément le but et l'importance de cet ouvrage.

Les principes d'éducation physique que je vais développer dans ce *Traité d'hygiène* sont ceux qui devraient inspirer l'homme dans la procréation et dans la conservation d'une descendance saine, vigoureuse et intelligente. Empruntés à l'étude de la vie commune, ils ont pour base l'observation de la nature et de ses besoins. Dans le mariage, ils serviront *à éviter la manifestation des penchants, des vices, des difformités et des maladies héréditaires.* Ce sont aussi ceux auxquels la femme enceinte doit obéir *pour conduire heureusement à terme le fruit renfermé dans son sein,* pour *choisir une bonne nourrice,* pour *diriger l'allaitement maternel, le régime, le sevrage, la toilette;* enfin, pour apprécier l'influence réciproque que les maladies de la nourrice et celles de l'enfant peuvent exercer sur ces deux êtres liés par la vie de la mamelle.

Dans ce livre, enfin, se trouve l'exposition des *lois de la mortalité de la première enfance,* soit pour la société en général et pour les enfants de la classe laborieuse envoyés en nourrice, soit pour les enfants trouvés ou abandonnés qu'on dépose à l'hospice avec l'espérance de ne jamais plus les revoir. On sait, en effet, que sur 1000 de ces abandonnés, il y en a 250 qui atteignent l'âge de douze ans, ce qui donne une mortalité de 75 pour 100 dans cette courte période de l'existence. Cela est profondément triste, car de pareils faits peuvent être considérés *comme une légalisation de l'infanticide.* Comment l'administration n'empêche-t-elle pas une pareille destruction de l'enfance? Il faut le dire, car elle n'est pas aussi coupable qu'on pourrait le croire : d'abord il lui manque des ressources suffisantes pour payer de bonnes nourrices, et ensuite elle ignore les lois de l'hygiène du premier âge.

Puisse ce petit livre porter la lumière dans les

ténèbres où vivent tant de jeunes mères, tant de médecins, et j'ajouterai la plupart des administrations hospitalières qui se chargent d'élever les enfants!

E. BOUCHUT.

25 décembre 1851.

HYGIÈNE

DE LA

PREMIÈRE ENFANCE

———◊◊◊———

LIVRE PREMIER.

CONSIDÉRATIONS GÉNÉRALES.

Nous voyons chaque jour des hommes, fort habiles dans l'art d'élever des animaux domestiques, qui peuvent à volonté, pour ainsi dire, en améliorer la race et surtout la constitution, dans le but d'obtenir de ces animaux des produits aussi nombreux que variés, et des services qu'ils seraient incapables de remplir sans une préparation spéciale. On dispose ceux-ci pour le trait et la course, ceux-là pour la chasse et les combats, d'autres pour le travail, le lait et la chair qu'ils fournissent ; les hommes même, poussés par la spéculation, se dressent au pugilat, se font coureurs à volonté : et tous ces résultats si variés, si divers, s'obtiennent par une modification lente et profonde de l'organisme sous l'influence du *régime*, de l'*exercice*, du *lieu d'habitation*, et de toutes les circonstances qu'une hygiène bien entendue sait toujours mettre à profit.

Une fois produites, ces modifications se transmettent par *hérédité* à des générations nouvelles, et elles sont le point de départ de races ou de variétés plus ou moins curieuses.

En présence de ces faits, bien susceptibles de démontrer toute l'influence exercée par l'éducation ou par l'hygiène sur l'homme et sur les animaux, on se demande s'il est possible que l'espèce humaine soit assez peu soucieuse de sa conservation pour ne point mettre en usage à son égard les moyens qu'elle emploie pour la conservation et l'amélioration des races animales. On est étonné de ne pas voir l'art d'élever les enfants cultivé d'une manière toute spéciale, de même qu'on s'occupe de l'art d'élever les animaux domestiques. On est surpris enfin de voir combien l'hygiène de l'enfant est peu connue, et combien les préceptes relatifs à son éducation sont négligés par les médecins, qui, chaque jour cependant, sont consultés par de jeunes mères sur la manière de diriger les habitudes d'un nouveau-né.

L'éducation physique des enfants est donc un sujet d'étude indispensable au médecin. Il ne faut pas s'illusionner. Dans le choix réciproque de la personne des époux réside l'avenir des générations, sous le double rapport de la vigueur physique et morale. C'est au berceau qu'il faut prendre l'homme pour en faire un citoyen robuste et vigoureux, et pour modifier sa constitution, si, par hasard, elle est viciée dans son origine. C'est dans l'enfance, enfin, que l'observation sévère des lois de l'hygiène est nécessaire, soit pour conserver la santé, soit pour la rétablir, lorsqu'une maladie vient à en interrompre le cours. La connaissance de ces lois est d'autant plus importante, qu'on a souvent à combattre dans le monde pour détruire de vieilles erreurs sur la manière d'élever les enfants. Comment, dès lors, le faire avec succès, si l'on ne possède pas une connaissance approfondie du sujet.

La médecine des enfants repose presque tout entière sur leur hygiène, et moins on leur donne de médicaments, mieux on réussit à les guérir. Il suffit souvent de régler un régime pour faire disparaître quelques accidents morbides que l'on voudrait en vain combattre par l'usage des moyens thérapeutiques. Ainsi, plus d'une fois, en réglant d'une manière convenable les heures de l'allaitement chez les enfants, j'ai fait cesser les vomissements, la diarrhée verte, qui résultaient d'une alimentation trop abondante, et provenaient de ce qu'on leur donnait trop souvent à teter. C'est par suite d'un mauvais régime que la nutrition de quelques enfants est tellement altérée, que leurs poumons deviennent *tuberculeux*, ou que leurs os se ramollissent en produisant le *rachitisme*. Dans beaucoup de circonstances, des influences analogues agissent de même pour la production d'autres maladies, telles que la scrofule, le carreau, la chlorose, etc., etc. (1).

La connaissance des préceptes relatifs au mariage pour le choix d'époux exempts de difformités ou de maladies héréditaires, ainsi que la recherche des lois de l'éducation physique des enfants, sont donc indispensables au médecin qui veut apprendre à guérir les maladies du premier âge. C'est l'introduction nécessaire à la pathologie de l'enfance, et aucun médecin ne peut se dispenser de ces études.

Dans ce travail, je parlerai :

---

(1) E. Bouchut, *Traité pratique des maladies des nouveau-nés, des enfants à la mamelle et de la seconde enfance*, 4ᵉ édit., p. 951, 970 et suiv.

1° Des lois organiques du mariage dans leurs rapports avec la constitution physique et morale de l'enfance, ou, si l'on veut, de l'*hérédité normale et morbifique*.

2° Des soins à prendre par les femmes pendant leur grossesse.

3° Des soins à donner aux enfants après la naissance.

4° De l'allaitement maternel.

5° De l'allaitement par les nourrices.

6° De l'allaitement au biberon.

7° De l'allaitement par un animal.

8° Du régime des enfants.

9° Du sevrage et de la dentition.

10° Des habitudes, des jeux, de l'exercice et du sommeil.

11° Des vêtements de l'enfance.

12° De la toilette, des soins du corps et des bains.

13° De l'allaitement par une nourrice malade.

14° Du changement de nourrice.

15° De quelques maladies du nouveau-né.

16° De l'influence des maladies de l'enfant sur la nourrice.

17° Des lois de la mortalité chez les enfants.

LIVRE II.

DES LOIS ORGANIQUES DU MARIAGE DANS LEURS RAPPORTS AVEC LA CONSTITUTION PHYSIQUE ET MORALE DE L'ENFANCE, OU DE L'HÉRÉDITÉ NORMALE ET MORBIFIQUE.

« Pour connaître l'eau, disent les Persans, il faut remonter à la source. » C'est aussi une idée du même ordre qui a inspiré le proverbe : *Tel arbre, tel fruit.* En effet, dans un verger, il y a des fruits de même espèce qui sont constamment verreux ou pierreux, et tous, sous le rapport de leur volume, de leur saveur, de leurs noyaux ou de leurs pepins, sont sous la dépendance absolue de la tige qui les a portés.

Quelle que soit son ignorance, il n'y a pas d'éleveur qui ne sache que l'accouplement est le principe de la conservation et de l'amélioration des races animales; qui n'essaye ainsi à perpétuer, à augmenter la taille des animaux domestiques, à leur faire rendre laine, chair, graisse ou lait, à développer leur instinct ou leur finesse, à modifier leurs vices ou leurs penchants, à détruire leur cruauté, etc.; mais là les calculs tout-puissants de l'intérêt et de l'ambition suppléent à l'instruction première, et c'est ainsi que nous avons le bonheur de voir à nos expositions agricoles paraître de gros porcs bien gras, des béliers sans cornes, des moutons à longue laine, des chevaux à grandes jambes, des bœufs bien charnus, etc.

Seul, intelligent et perfectible au milieu de cette belle nature si féconde d'enseignements, l'homme semble ignorer pour lui que la loi est la même pour tous les êtres vivants, et que sa race peut être corrompue, viciée ou perdue par le mariage avec un être immoral, ou difforme, ou malade. Ignorance, légèreté ou intérêt, ambition ou vanité, peu importe; mais il ne prend aucun souci de son alliance, ni de sa postérité. Pour satisfaire son amour-propre ou assouvir sa cupidité, il néglige de faire pour sa famille et pour lui ce qu'il réalise avec tant de soins dans l'accouplement de ses bestiaux. Oubliant toute moralité et imprudent à l'excès, il livre au hasard l'acte de sa vie qui devrait être tout particulièrement l'objet d'une attention spéciale, et il fait à l'aventure souche nouvelle de vices, de vertus, de maladies ou de difformités. « D'un phlegmatique naît un phlegma-» tique; d'un bilieux, un bilieux; d'un phthisique,

» un phthisique » (1), a dit Hippocrate, et l'expérience de tous les bons observateurs a consacré la justesse de cet aphorisme du génie grec.

De l'hérédité dépend en grande partie la constitution physique et morale de l'enfance. C'est là qu'il faut chercher la cause des difformités et de la faiblesse native ; des altérations du sang et des humeurs ; du lymphatisme et des dartres ; des maladies nerveuses, de la tuberculose, de toutes les diathèses ; enfin d'une mortalité exceptionnelle dans certaines familles qui ne peuvent élever aucun de leurs enfants.

Qu'est-ce donc que l'hérédité, et quelles en sont les lois ?

L'hérédité est la force naturelle du maintien des espèces et de la variété des individus par l'acte générateur.

Née de l'impression communiquée au germe par la fécondation de la mère, c'est une *impression générative* (2) ; de sa nature dépend en partie le degré de force et de santé du nouvel être pour l'avenir. Dans l'œuf, avant d'arriver au jour et par le seul fait de la fécondation qui lui imprime la vie, l'homme est prédestiné à une organisation

(1) *OEuvres complètes*, trad. Littré. Paris, 1849, t. VI, p. 365.
(2) Voyez E. Bouchut, *Pathologie générale*. Paris, 1857, p. 60.

spéciale, à des formes extérieures et intérieures déterminées par la résultante des forces paternelles et maternelles un instant réunies. En recevant la vie, l'ovule, cet atome imperceptible de matière *amorphe*, sans aucune apparence de tissu, et par conséquent sans propriétés organiques, commence à se transformer suivant les lois de la *promorphose* (1), et se bâtit, selon *ses forces* et d'après l'influence du régime et du climat, les organes qui doivent lui servir d'instrument dans sa courte existence. Heureux si la force d'impulsion est solide; car ce qu'elle engendre vient solide comme elle, avec tous ses défauts et toutes ses qualités. Les forces et les aptitudes des races, des constitutions, des tempéraments, des idiosyncrasies, etc., se croisent dans la génération, et forment des résultats variés qui entraînent la matière, l'asservissent à des lois déterminées susceptibles d'en faire l'enveloppe d'êtres vivaces ou débiles, nerveux, sanguins ou lymphatiques, d'hommes intelligents, moraux, ou d'êtres idiots et dégradés.

Mais si l'hérédité est la loi des espèces qui sont éternelles et immuables, elle n'est heureusement

---

(1) Force qui dirige et maintient la forme des êtres vivants, malgré la rénovation continuelle de leur substance. (E. Bouchut, *De la vie et de ses attributs.*)

pas la loi de l'individu, qui, s'il peut être semblable
à ses parents, peut aussi en différer, sous l'influence de conditions spéciales déterminées par la
science. M. Lucas l'a démontré dans un livre des
plus remarquables (1). A l'*hérédité*, principe du
semblable dans les êtres vivants, la nature oppose
l'*innéité*, principe du *divers*, et c'est ainsi qu'elle
détruit d'elle-même la source des biens et des
maux engendrés par la génération.

Comme la fortune qui tourne et change ses
favoris, l'amour dissémine ses biens et varie la
qualité de ses produits. Par la disparition du droit
d'aînesse, l'hérédité de la fortune a disparu en
France pour faire place à son innéité qu'engendrent
toujours le mérite, le travail et la conduite. Il en
est ainsi de l'intelligence, du cœur, de la bonne et
de la mauvaise santé, qui se divisent entre tous les
enfants d'une même famille, mais où dans chacun
l'innéité peut détruire ce qui est bon ou améliorer
ce qui est mauvais.

A part l'antagonisme si variable de l'innéité et
de l'hérédité, les lois de la transmission héréditaire sont faciles à déterminer.

Il y a une *hérédité directe,* qui se manifeste du

(1) *Traité philosophique et physiologique de l'hérédité natu-*
relle. Paris, 1847.

père et de la mère à leurs enfants, et une *hérédité indirecte* qui a pour origine : 1° les grands parents, c'est-à-dire le grand-père et la grand'mère : c'est ce qu'on appelle l'*atavisme;* 2° les collatéraux, oncles et tantes ; 3° un conjoint antérieur absent, qui, dans une première fécondation de la mère, a laissé l'empreinte de sa personne. Ainsi :

Hérédité directe $\begin{cases} \text{paternelle,} \\ \text{maternelle.} \end{cases}$

Hérédité indirecte $\begin{cases} \text{atavique, par le grand-père et par la grand'-} \\ \quad\text{mère.} \\ \text{collatérale par l'oncle et la tante.} \\ \text{par l'influence d'un conjoint antérieur.} \end{cases}$

Telles sont les formes sous lesquelles il y a lieu d'envisager l'hérédité normale et morbifique.

CHAPITRE PREMIER.
DE L'HÉRÉDITÉ NORMALE.

C'est une vérité banale, dans son évidence, que l'influence des *impressions génératives* sur la *promorphose* des êtres, c'est-à-dire sur le principe qui règle fatalement la forme intérieure ou extérieure qu'ils doivent prendre. Celle-ci est la première qui tombe sous les sens ; c'est aussi la plus facile à constater. « Tous les animaux, dit Frédéric Cuvier, ont une très grande ressemblance avec ceux qui leur ont donné la vie. » Chez l'homme, la ressemblance des enfants à leurs parents est

quelquefois poussée à un point qui confond la
pensée; et chez les jumeaux, qui expriment la résultante d'une même impression générative, cette
ressemblance est telle, qu'il est souvent impossible, même aux parents, de distinguer leurs enfants l'un de l'autre. La ressemblance est tantôt
générale et tantôt bornée à quelques parties : chez
l'homme, elle s'observe dans la tête, le tronc, les
membres et les poils, mais il n'en est aucune où
elle se retrouve plus clairement qu'au visage. La
forme, l'expression, la couleur, la beauté, se
transmettent comme des caractères distinctifs des
races et même des familles, lorsqu'elles peuvent
s'allier entre elles. Chose bien curieuse et qui
atteste l'existence et l'influence de cette force pré-
morphique qui joue un si grand rôle chez l'homme,
la ressemblance n'apparaît pas toujours dès les
premières années de la vie, mais plus tard, et
lorsque les enfants touchent à l'âge où les traits
des parents offraient le même caractère. Quelquefois même cette ressemblance peut n'exister qu'un
instant et ne faire que glisser sur les visages (1).
C'est ainsi qu'on a vu quelquefois les fils ressembler pendant quelque temps à leur mère, puis, par

---

(1) Piorry, *De l'hérédité dans les maladies*, thèse. Paris, 1840,
in-8.

une sorte de métamorphose assez rapide, acquérir tous les caractères extérieurs de leur père.

Il y a des familles où l'on observe la transmission héréditaire d'un seul caractère extérieur qui sert de signe distinctif à la consanguinité. Ici c'est le nez aquilin, comme dans la famille des Bourbons; ailleurs le nez retroussé, de grosses lèvres, la saillie des mâchoires, l'allongement des dents chez les Anglaises; le tablier des Hottentotes, le prolongement caudal du sacrum dans la tribu des Niams-Niams; la couleur des yeux et de la peau, les taches en fer de lance, les envies, etc. Chez d'autres, c'est l'élévation de la taille. M. Piorry en a rapporté un exemple, et M. Surennaud cite (1) le fait d'un homme de 6 pieds 6 pouces, pesant 462 livres anglaises, dont le père avait 6 pieds 3 pouces, la mère 6 pieds, et les frères ou sœurs une taille à peu près semblable. Dans certaines familles que j'ai connues, c'est la tête qui est constamment petite relativement au reste du corps, et ailleurs on voit une très grosse tête sur un petit buste. Il en est de même de la finesse des mains et de la petitesse des pieds, signe recherché de distinction; de la longueur des jambes, de la largeur exagérée du bassin et des épaules, qui

(1) Thèse.

sont autant de modifications extérieures, transmissibles par génération. Toutes les anomalies ou vices de conformation et les véritables monstruosités peuvent se transmettre par hérédité : le bec-de-lièvre, les déviations de la colonne vertébrale, l'hypospadias, l'albinisme, le développement incomplet d'un membre, l'absence de doigts ou de phalanges, l'absence d'ongles ou orteils, etc. M. Surennaud a observé un exemple très curieux de cette dernière anomalie (1). « Un jeune enfant que la mère ne croyait qu'à huit mois, bien que la marche du travail ait été très régulière et très rapide même, présentait toutes les apparences d'un enfant à terme, sauf les ongles des pieds, dont il n'existait pas de traces. La sage-femme, interrogée pour savoir si l'enfant avait chance de vivre, et s'il était bien à terme, ne savait trop que répondre en voyant ce développement si incomplet des ongles, lorsque le père vint trancher la difficulté en montrant ses pieds, dont les quatre derniers orteils étaient presque complétement dépourvus d'ongles, et cela depuis sa naissance. »

A l'intérieur du corps se transmet également par hérédité la disposition des parties profondes, qui est si souvent la cause matérielle de la con-

(1) Thèse citée.

formation extérieure. Rien de plus manifeste que l'influence de l'impression générative, c'est-à-dire de la fécondation sur les anomalies de développement du système osseux, sur les proportions en tous sens du crâne, du thorax, du bassin, des membres, etc. Il y a des familles où l'on observe d'une manière constante une augmentation ou une diminution du nombre des vertèbres, des doigts et des dents. Tous les auteurs rapportent des exemples d'individus sexdigitaires de père en fils ; les faits de diminution du nombre des doigts sont infiniment plus rares. M. Roux a opéré d'un bec-de-lièvre double un enfant n'ayant que trois doigts à chaque main, et dont le père, jadis opéré d'un double bec-de-lièvre, n'avait également que des mains à trois doigts. Ces anomalies héréditaires du système osseux sont si bien connues, que les éleveurs anglais de Durham en ont tiré parti pour faire reproduire à volonté les animaux de boucherie avec de très petits os recouverts de masses charnues considérables dans les parties les plus goûtées des amateurs. On peut, à l'exemple de Backwell, Fowler, Pajet, Princeps, transporter d'une race à une autre, ou d'un individu à ses produits, telle ou telle proportion de membre ou de partie. Ayant précisé le caractère physique à

transmettre, on unit les mâles et les femelles qui
le présentent au plus haut degré possible de développement, et, à défaut d'individus étrangers, on
peut allier les rares produits où ils se propagent
avec les pères ou mères, frères ou sœurs. C'est la
propagation suivie *dans le même sang.* Des résultats semblables, des conformations différentes,
et des monstruosités de tout le corps ou de chacune de ses parties, ont été obtenus par ce procédé, chez des pigeons et des souris, par le docteur Daunecy, et sur des poules et des chiens par
John Sebright. Dans l'espèce humaine, ainsi que
le fait remarquer M. Lucas , les choses se passent
de la même manière; et il n'est pas rare de voir se
perpétuer l'étroitesse du bassin chez les femmes,
la largeur d'épaules et de la tête chez l'homme,
la longueur des membres, etc., circonstances très
importantes au point de vue de la parturition. J'ai
connu une dame relativement bien conformée,
dont le mari était fort large des épaules, et qui
eut ses deux premiers enfants tellement volumineux des épaules et de la tête, qu'il fallut les sacrifier dans le sein de la mère pour les en arra-
cher. A sa troisième couche, elle fut mise à un
traitement débilitant qui amoindrit le fœtus et
permit l'accouchement naturel.

Les systèmes nerveux, circulatoire, digestif et musculaire subissent dans leur développement et leur disposition l'impression générative au plus haut degré, et les variétés de forme ou de fonctions se transmettent souvent des parents à leurs enfants. Gall indique la transmission héréditaire d'une grande masse de cerveau, du volume et de la forme de ses circonvolutions. Corvisart signale dans quelques cas celle de l'hypertrophie du cœur avec dilatation des vaisseaux, et ailleurs la transmission d'une disposition inverse, dans laquelle le calibre des vaisseaux est au contraire fort diminué. M. Piorry mentionne un fait de l'hérédité de la varicocèle sur trois générations successives. Des observations analogues ont été faites sur le diamètre des ouvertures naturelles du bas-ventre, à l'ombilic, à l'anneau inguinal et crural, et sur l'hérédité des hernies congénitales. Enfin il n'y a pas jusqu'aux diverses nuances de coloration qu'on rencontre dans les tissus profonds de l'économie et dans les membranes muqueuses qui ne puissent se propager des parents aux produits, aussi positivement que les caractères de la couleur externe de la peau, des cheveux, des poils, etc. ; seulement, comme le remarque M. Lucas (1), ces diverses

(1) *Loc. cit.*

colorations, soit internes, soit externes, ne se rencontrent pas toujours sur les produits dans les
mêmes tissus qu'elles affectaient chez les parents ;
souvent on voit une sorte de transposition de l'intérieur à l'extérieur, ou réciproquement. Ainsi les
agriculteurs savent très bien que pour avoir une
laine parfaitement blanche, il faut non-seulement
écarter du troupeau les brebis et les béliers tachetés
sur la laine ou sur la peau, mais encore ceux qui
le sont sur la langue et sur la voûte palatine ; il
suffit, en effet, qu'un bélier ait une tache noire
sur la langue pour produire des agneaux tachés
de noir sur le dos ou partout ailleurs.

C'est qu'en effet la ressemblance interne peut
être complète et la ressemblance externe nulle,
ou, réciproquement, la ressemblance interne nulle
et l'externe complète ; elles peuvent être partielles
l'une et l'autre, et n'affecter ni les mêmes éléments ni les mêmes points ; l'une peut être complète et l'autre partielle ; elles peuvent être nulles
toutes deux.

L'influence héréditaire, manifeste sur une ou
plusieurs parties extérieures ou intérieures du
nouvel être, n'est pas limitée à ces parties ; elle
étend son influence sur tout l'individu. C'est elle
qui favorise la transmission de la prédominance

d'un appareil d'organes ou seulement de la susceptibilité spéciale d'un tissu, de manière à carac-
tériser l'hérédité des constitutions, des tempéraments et des idiosyncrasies. M. Lucas rapporte
tous ces phénomènes à l'*hérédité des fluides*. Pourquoi cette distinction? Est-ce que la composition
différente des liquides, dans les divers tempéraments et dans chaque idiosyncrasie, est distincte
de la composition des solides et de la puissance
qui règle la forme des individus? Assurément
non. Ce sont autant d'effets variés de la cause
simple dont j'invoque l'influence, et il n'y a pas
lieu d'étendre son action à l'altération exclusive
des liquides, si ce n'est dans un sens figuré. Il
faut lui rapporter la prédominance d'action de
l'appareil circulatoire et la pureté héréditaire du
sang, d'où dépendent le tempérament sanguin, la
force de la constitution, la pléthore et ses conséquences. Elle est la cause, non pas unique, mais
principale, de la reproduction et de la multiplica-
tion des tempéraments nerveux, bilieux et lymphatiques, et de leurs prédispositions morbifiques
particulières. Toutes les idiosyncrasies dont je
parlerai plus loin sont en grande partie sous sa
dépendance. Chacun sait que les enfants nés de
parents bien portants et de race vigoureuse jouis-

sent d'une constitution robuste qui résiste aux
mêmes causes de maladies auxquelles succombent
les enfants de parents chétifs et faibles. La longévité est héréditaire, et bien qu'une foule de
causes, telles que la misère, les professions, les
climats, etc., puissent l'abréger, il est incontestable que, placés dans des milieux et des circonstances analogues, les individus nés de parents
à longue vie ont les mêmes chances de parvenir
à un âge avancé. Rush dit n'avoir pas connu d'oc-
togénaire dans la famille duquel il n'y eût des
exemples fréquents de longévité. Réciproquement, il y a des familles où l'on meurt jeune, et
dans lesquelles l'organisation délicate ne peut lutter longtemps contre les causes de destruction qui
nous entourent. Dans la famille Turgot, on ne dé-
passait guère l'âge de cinquante ans, et l'homme
qui en a fait la célébrité, voyant approcher cette
époque fatale, malgré toute l'apparence d'une
bonne santé et d'une grande vigueur de tempérament, fit un jour observer qu'il était temps pour
lui de mettre ordre à ses affaires et d'achever un
travail qu'il avait commencé, parce que l'âge de
durée dans sa famille était près de finir : il mourut en effet à cinquante-trois ans. « Tout atteste,
dit Lucas, que la macrobie tient à une puissance

intime de la vitalité, puisque ces individus privi-
légiés l'apportent en naissant avec la vie. Cette
vitalité est si particulière et si profondément empreinte dans leur nature, qu'elle s'y caractérise
dans tous les attributs de l'organisation. Elle
donne à la plupart une sorte d'immunité contre
les maladies. C'est la vie tout entière avec ses
dons et toutes ses facultés qui persiste chez eux;
leurs fonctions sensoriales, leurs fonctions affec-
tives, leurs fonctions mentales, leurs fonctions
motrices, leurs fonctions sexuelles, tout s'accomplit dans ces organisations avec une énergie, une
régularité, une persistance incompréhensibles. »
J'ai déjà dit que la croissance exagérée pouvait
être héréditaire, mais ce n'est pas tout ; dans certains cas, c'est à un âge déterminé qu'elle se manifeste, soit prématurément, à la seconde dentition soit, au contraire d'une façon tardive, longtemps après la puberté, et alors cette croissance
irrégulière et rapide devient souvent l'origine
d'accidents graves et du développement des maladies chroniques.

La fécondité et même la durée du travail se
transmettent héréditairement dans quelques familles. « Il n'est pas rare, dit M. Cazeaux, de voir
le travail offrir toujours les mêmes caractères pen-

dant trois ou quatre générations successives, et la mère, la fille et les petites-filles se faire remarquer par la lenteur ou la rapidité de leurs accouchements. » Quant à la fécondité, c'est un fait bien établi par de nombreuses observations de grossesses gémellaires chez les femmes d'une même famille. La plus curieuse de toutes est celle d'Osiander, relative à une femme qui, en onze couches, avait mis au monde trente-deux enfants; elle était née elle-même avec trois autres jumeaux, et la mère avait eu trente-huit enfants.

La nature morale de l'homme, ses penchants, ses défauts, ses qualités et ses vices, se transmettent encore plus sûrement par la génération que sa conformation physique extérieure ou inférieure. Pour être moins appréciable, le fait n'en est pas moins certain, et si la transmission n'est pas nécessairement constante et peut être empêchée par le croisement, l'éducation morale ou religieuse, elle n'est pas moins établie sur des preuves irréfragables. C'est sans doute un malheur de voir l'opinion rendre le fils responsable des fautes de son père ; mais il n'en saurait être différemment, l'expérience de l'humanité est là : il y a des familles où le penchant à l'ivresse, au jeu, à la luxure, au vol et au meurtre, est très manifeste-

ment héréditaire ; et les exceptions à cette loi
sont peu nombreuses. Que l'imagination des ro-
manciers fasse de ces exceptions une règle et tente
de réhabiliter au théâtre ou dans les livres de malheureux parias sur lesquels pèse une honte de famille, je le comprends, mais le succès de cette
œuvre est impossible. Noblesse oblige; la gloire
du père couvre sa descendance, et c'est justice.
Que sa honte rejaillisse sur sa postérité ! Comme le
dit Plutarque, les êtres produits par génération
ne ressemblent point aux productions de l'art.
Une fois terminées, celles-ci n'appartiennent plus
à l'ouvrier : faites *par lui*, elles ne sont pas *de lui*.
Au contraire, ce qui est engendré provient de la
substance même de l'être générateur, tellement
qu'il tient de lui quelque chose qui est très justement puni ou récompensé pour lui, car ce quelque
chose est lui.

CHAPITRE II.

DE L'HÉRÉDITÉ MORBIFIQUE.

Pour être moins évidente que l'hérédité normale, l'hérédité morbifique n'est pas moins sûrement établie dans la science. Elle n'a été contestée
que par de petits esprits et des observateurs sys-

tématiques ou malintentionnés. Mais à côté des observations d'Hippocrate et de toute l'antiquité, si l'on joint celles de Portal, de Pujol, de Sersiron, de Girou de Buzareingues, de Piorry, et surtout celles de Lucas, il est évident qu'il se fait une transmission héréditaire des qualités physiques et morales de l'homme.

De l'impression générative physiologique capable de perpétuer les êtres, leur moral, leur longévité, leur croissance, leur couleur, leur forme, leurs vices de conformation, leur tempérament, leurs idiosyncrasies, leur constitution, à l'impression générative morbifique, il n'y a qu'une bien petite distance, et, pour ceux qui ont lu et compris les pages précédentes, cette distance est nulle. Le fait est le même dans l'état physiologique et pathologique. Ce que l'on sait du premier préjuge la question pour l'autre. Au reste, il n'y a rien à contester ici, car des milliers d'observations prouvent l'existence des maladies héréditaires, et je n'essayerai pas de démontrer à nouveau ce qui est déjà parfaitement établi.

Si l'on observe ce qui se passe dans les organes des sens, on voit que leur disposition, leurs qualités et leurs défauts se transmettent ordinairement aux enfants. Je connais un exemple de strabisme à la quatrième génération, et, chose curieuse, le dernier enfant est né sans difformité des yeux. Ce n'est qu'à l'âge de six ans que le strabisme s'est produit en quelque sorte d'une manière subite, du jour au lendemain. La science est remplie de faits semblables. La myopie et la presbytie sont héréditaires, et, à cet égard, mes observations confirment celles des auteurs. Il en est de même de l'héméralopie, de la nyctalopie, de l'amaurose, d'après Portal, Beer, Demours, et même de la cataracte, d'après Richter, qui a opéré une malade dont le père, l'aïeul et le fils eurent cette maladie. M. Maunoir l'a observée sur sa femme, son fils, son grand-père, l'oncle, la tante et plusieurs cousins du côté maternel. On rapporte qu'à Lille un homme affecté de cataracte eut une série d'enfants qui offrirent la même lésion dès leur enfance. M. Roux a opéré les trois frères nés d'un père ayant eu la cataracte, et le quatrième enfant fut atteint un peu plus tard. Le professeur Nélaton a publié un fait semblable (1), observé chez une malade affectée de cataracte, et qui avait connu onze membres de sa famille atteints de la même altération du cristallin.

En pareille matière, ce n'est pas le nombre des

(1) Surenaaud, *thèse citée.*

faits qui entraîne la conviction, c'est leur nature. Ceux que je rapporte ont une signification telle, qu'elle peut se passer de l'autorité du nombre.

Un certain nombre d'observations prouvent la transmission héréditaire possible de la surdité et de la surdi-mutité ; mais ici, comme dans tout ce qui est relatif à l'hérédité qui résulte des impressions génératives, il n'y a rien de constant, de fixe et d'absolu.

La sensibilité exagérée de la peau ou son anesthésie sont manifestement héréditaires, moins cependant que ne le sont les maladies cutanées produites par le vice ou la diathèse herpétique. Celles-ci, présentes, passées ou à venir, guéries ou non, ont la plus grande tendance à se reproduire par la génération. Ce n'est peut-être pas dans les hôpitaux ni par de vagues renseignements qu'on arrive à se former une conviction à cet égard ; c'est dans la ville et par les rapports intimes de confiance qu'on peut se créer dans les familles que cette question tant débattue trouve une solution affirmative. Chacun nie, par ignorance ou par vanité, les différentes maladies de peau telles que herpès, gourmes de la tête, du visage et des oreilles, les eczémas des orifices muqueux, etc., qu'il a eu à subir. Il faut suivre le développement des générations dans leur foyer, pour les voir sans paraître les regarder, pour les bien connaître sans faire d'enquête officielle. Alors on sait vite à quoi s'en tenir sur la pureté du sang des familles ; et la moindre expérience, à cet égard, vaut mieux que les détestables statistiques faites dans les hôpitaux sur des renseignements erronés. Il n'est personne qui n'ait pu s'assurer très souvent de la transmission héréditaire des maladies herpétiques. Pour mon compte, j'en ai vu bien des exemples. Je connais des blépharites ciliaires chez la grand'mère, la fille et le petit-fils ; des gourmes de la tête et du visage sur les membres de trois générations ; des lichens sur trois générations également ; une ichthyose chez le père et les enfants. Tous les dermatologistes ont publié des faits de ce genre, et ici encore, c'est moins le nombre que la qualité des faits qui doit être appréciée. Alibert (1) a vu des cas de psoriasis héréditaire. J'en dirai autant de l'éléphantiasis (2), du purpura hæmorrhagica, dont je connais un exemple ; de l'ichthyose, ainsi qu'on peut le voir sur les mâles de la famille Lambert, observée par Ét. Geoffroy Saint-Hilaire. « A l'exception du

(1) *Maladies de la peau.*
(2) Annesley, *Diseases of India.*

visage, de la plante des mains et des pieds, tout le corps de cet individu était revêtu d'excroissances cornées, bruissant l'une contre l'autre au frottement de la main. Édouard Lambert eut six garçons, qui tous, ainsi que lui, dès l'âge de six semaines, présentèrent la même singularité. Le seul qui survécut la transmit comme son père *à tous ses garçons*, et cette transmission, marchant de mâle en mâle, s'est ainsi continuée chez la famille des Lambert *pendant cinq générations*; » à ce point qu'un esprit trop complaisant voulut essayer de croire qu'il assistait à la formation d'une nouvelle race dans l'espèce humaine.

Sauf les maladies cutanées parasitaires, toutes les autres, qui résultent d'un vice du sang et de la diathèse herpétique, sont susceptibles de se transmettre, par l'impression générative, au produit de la conception. Seulement l'impétigo du père ne correspond pas inévitablement à l'impétigo de l'enfant; il produira ici un eczéma, ailleurs un lichen, etc. J'admets l'hérédité de la diathèse plutôt que l'hérédité de l'affection locale, qui cependant se montre quelquefois, témoin le fait d'ichthyose dont je viens de parler.

Les maladies du sang et des liquides, leurs altérations diverses, en rapport avec autant de manières d'être de l'organisme, sont souvent des maladies de famille, et n'ont d'autre origine que l'impression générative. « D'un phlegmatique naît » un phlegmatique; d'un bilieux, un bilieux »; dit Hippocrate. Nous avons changé bien des choses en médecine, mais nous ne changerons jamais cette vérité-là. Pourquoi la *pléthore*, l'*aglobulie* de la chlorose, la *défibrination* du purpura, le podagrisme, le lymphatisme, le syphilisme, etc., s'observent-ils sur les générations successives d'une même famille, si ce n'est par suite de l'impulsion primordiale viciée tranmise au germe, lequel rend un peu plus tard ce qu'on lui a donné? Semblable au signe qu'on touche sur le cadran d'un télégraphe électrique et qui se reproduit sur l'autre cadran par l'impulsion d'un agent invisible, l'empreinte viciée du procréateur reparaît avec le même caractère dans la nature de l'être procréé. Les uns, nés de pléthoriques, sont pléthoriques eux-mêmes, et prédisposés au développement des maladies inflammatoires; les autres, nés de parents dont le sang appauvri en fibrine leur cause des hémorrhagies fréquentes, ont eux-mêmes une véritable prédisposition aux ecchymoses et aux hémorrhagies. J'ai déjà cité l'exemple d'une dame morte d'un purpura hæmorrhagica, et dont la fille, âgée de cinquante ans, m'a présenté la même affection. Frédéric Hoffmann, Hufeland, Sanson, Roche, ont rapporté des exemples d'hémorrhagie héréditaire. Rien n'est plus vrai pour l'épistaxis, pour l'hémoptysie, l'hématurie des pays chauds, les hémorrhoïdes, etc. Mais, pour ne parler ici que des hémorrhagies qui ont l'altération héréditaire et primitive du sang pour cause, ce qui a lieu dans l'hémorrhaphilie, je citerai surtout les exemples d'individus qui, pour la moindre cause, ont des épanchements ou des écoulements de sang peu en rapport avec l'altération des solides. Souvent alors la maladie présente au début les formes de l'arthrite et du rhumatisme. Un homme succomba à une double hémorrhagie, sur dix-sept petits-enfants et arrière-petits-enfants qu'eut cet homme, cinq moururent d'hémorrhagie, pour des blessures insignifiantes, et tous les autres furent sujets à des hémorrhagies spontanées, mortelles pour plusieurs d'entre eux (1).

Une femme, établie en Amérique, près de Plymouth, transmit à tous ses enfants une telle disposition aux hémorrhagies, que non-seulement les égratignures ont pu déterminer des pertes de sang

(1) Piorry, *loc. cit.*

considérables, mais encore que la guérison de
ces plaies n'à jamais pu être obtenue d'une manière durable chez certains membres de cette famille. Les mâles seuls étaient sujets à cette hémorrhagie, en même temps qu'ils avaient un rhumatisme articulaire (1).

Le père de la famille E. P..., arrivé à l'âge de
quatre-vingt-six ans, eut douze enfants, cinq fils
et sept filles ; parmi eux, quatre enfants, trois fils
et une fille, moururent d'hémorrhagie. La plus
jeune des filles, qui n'avait jamais présenté de
symptômes de cette prédisposition, se marie à un
vigoureux garçon ; elle en a six enfants, quatre
garçons et deux filles : trois des garçons périssent
d'hémorrhagie (2).

Le rhumatisme, le lymphatisme, le podagrisme,
le biliosisme, la glycohémie, etc., sont également
des états morbides héréditaires, qui constituent
des prédispositions morbifiques d'autant plus fâcheuses, que les maladies ayant de pareils vices
du sang et des humeurs pour nature sont généralement fort graves. M. Piorry a nié l'hérédité du
vice rhumatismal, par la raison toute simple qu'il
ne considère pas le rhumatisme comme une dia-

(1) Piorry, *loc. cit.*
(2) *Bibliothèque du médecin praticien.*

thèse, mais comme une maladie toute locale. Je ne partage pas cette manière de voir, et à l'état aigu, comme à l'état chronique, je considère, avec toute l'antiquité et avec MM. Chomel, Requin, Grisolle, etc., le rhumatisme comme une affection générale, c'est-à-dire une altération du sang ayant pour détermination morbide le système fibroséreux en général. Une foule d'observations établissent la réalité de sa transmission héréditaire.

Le *podagrisme*, et la goutte, la gravelle ou l'apoplexie, qui en sont les conséquences, est généralement considéré comme une disposition héréditaire. La statistique favorable de Scudamore sur ce point n'ajoute rien au *consensus* de ce fait antérieurement établi et confirmé ultérieurement par les observations de tous. Seulement de nos jours la science a précisé davantage les conditions de cette transmission par la découverte de la diathèse urique. En effet, chez les goutteux, le sang renferme une notable quantité d'acide urique, cause de gravelle et des incrustations précoces des artères cérébrales qui disposent à l'apoplexie. Voilà pourquoi on peut dire que le podagrisme, en se transmettant par génération, produit, soit la goutte, soit la gravelle, soit enfin l'apoplexie ou plusieurs de ces états morbides réunis ensemble

chez la même personne. Dans les maladies diathésiques héréditaires, il ne faut pas chercher la
preuve de l'hérédité dans une manifestation extérieure identique, car on s'exposerait à passer à
côté de la vérité ; il faut, à l'exemple de Barthez,
la chercher dans toutes les maladies de même nature, quelque différentes qu'elles soient dans leur
forme et dans leur siége, pourvu qu'on puisse les
rapporter à un principe commun. Or, c'est là ce
qu'on est conduit à faire pour la gravelle et la
goutte, dues à la diathèse urique du podagrisme.

Il en faut dire autant du *syphilisme*. Nulle part
ailleurs, quoi qu'en aient dit plusieurs médecins,
n'éclate avec autant de puissance la réalité de
l'influence des impressions générales sur l'avenir
du produit de la conception. La doctrine exclusive de M. Ricord sur la contamination des enfants au passage de la vulve, dans le cas de syphilis héréditaire, n'est plus soutenable. Elle est
abandonnée même de son promoteur, qui s'est vu
obligé de revenir à la doctrine ancienne de l'hérédité de la syphilis par infection primitive du
germe au moment de la fécondation. En effet,
soit par le père, soit par la mère, l'ovule vicié par
le syphilisme peut périr au bout de quelques
mois, amener ces avortements dont on empêche

le retour par l'emploi du mercure ; ou bien, au contraire, il se développe régulièrement, et, à la naissance, c'est un enfant tantôt couvert de syphilides cutanées ou viscérales, tantôt sain en apparence, mais destiné à être prochainement victime de la diathèse syphilitique qu'il apporte avec lui. Depuis quelques années, les faits de ce genre se sont multipliés, et, malgré les dénégations les plus systématiques, la vérité s'est fait jour ; les observations de M. P. Dubois, de M. Depaul, et celles que j'ai publiées (1), sont acceptées de la majorité des médecins. Ici encore le syphilisme, comme la goutte et la scrofule, se montre comme un protée avec des apparences toutes différentes chez les individus ; de sorte que, si l'on ne sait par quel lien de nature rattacher ces lésions différentes que la même cause produit, on s'expose, comme je l'ai vu, à méconnaître la réalité de l'action héréditaire dans la production de ces accidents.

La part de l'impression générative, dans la production du *scrofulisme*, n'est pas contestée. On s'accorde généralement pour reconnaître l'hérédité de la scrofule, et s'il y a des dissentiments sur

(1) *Traité pratique des maladies des nouveau-nés, des enfants à la mamelle et de la première enfance*, 4ᵉ édit., p. 1002 et suiv.

quelques points de détail, c'est uniquement parce
qu'on n'a pas su rapporter au scrofulisme une
foule de lésions qui en dépendent. Il en résulte
alors qu'on ne trouve pas l'hérédité de la diathèse
là où elle existe. Le scrofulisme est la prédisposition morbifique la plus générale et la plus fâcheuse des climats froids et tempérés. Il faut lui
rapporter la tuberculisation pulmonaire, céré-
brale, mésentérique, ganglionnaire et séreuse,
les scrofulides osseuses, muqueuses et cutanées.
Elle est très certainement, et plus certainement
qu'aucune autre, transmise par l'impression générative.

Si, à l'exemple de M. Lebert, en cela plus anato-
miste que médecin, on sépare les tubercules de la
scrofule, alors on trouve que la phthisie pulmonaire n'est pas produite par l'hérédité (1); mais si
on réunit par leur nature identique ces lésions
différentes par la forme, on voit que la phthisie
pulmonaire, comme toutes les tuberculisations
organiques, se rencontre chez des sujets dont les
parents ont eu des tuberculisations dans le pou-
mon, dans d'autres tissus, ou des scrofulides
osseuses, muqueuses ou cutanées de différentes
espèces. Je note avec soin, depuis plusieurs an-

(1) Lebert, *Maladies scrofuleuses.* Paris, 1849, p. 96.

nées, dans la ville ou dans les hôpitaux, et principalement dans mon service de scrofuleux à l'hôpital Sainte-Eugénie, ce qui est relatif à la question de l'hérédité, et, bien que mes renseignements soient des plus difficiles à recueillir, j'ai
trouvé, dans la grande majorité des cas, chez les
ascendants et collatéraux, des phthisiques, des
tuberculeux mésentériques, cérébraux, ganglion-
naires et autres, des scrofulides des os, des muqueuses et de la peau. Réciproquement, dans les
cas de scrofulides cutanées ou osseuses, on trouve
chez les parents des maladies de même nature ou
des tuberculisations viscérales quelconques.

Le *cancérisme*, ou nosogarnie cancéreuse, fibro-
plastique, épithéliale, etc., se transmet souvent
dans les familles par voie d'hérédité, mais d'une
manière moins constante que le scrofulisme.

En comprenant sous la désignation de *cancérisme* l'aptitude au développement du vrai cancer
squirrheux, encéphaloïde et mélanique ; des tumeurs épithéliales, des tumeurs fibro-plastiques,
chondroïdes, etc., maladies diathésiques caracté-
risées par la production d'éléments destructeurs
presque impossibles à déraciner, et qui, dès qu'on
les enlève, reviennent sur la même place ou dans
les ganglions lymphatiques voisins, puis dans les

viscères, jusqu'à ce qu'ils aient tué le malade, je maintiens rapprochées des affections jusqu'ici connues sous le nom de *cancer*, et qu'on voudrait à tort séparer les unes des autres. En effet, elles existent isolées sur le même sujet, et, d'après M. Velpeau, elles se succèdent dans le même organe sur la même personne ; leur caractère de répullulation et de généralisation est le même : c'est donc une seule et même maladie quant à sa nature, bien qu'elle soit différente dans sa forme extérieure ; et, de même que le scrofulisme engendre le tubercule, l'abcès froid et la dermatose, le cancérisme produit les *nosorganies cancéreuses, épithéliale, fibro-plastique*, etc.

Une fois ces notions établies, je reviens à l'hérédité du cancer, qu'il faut rechercher surtout au point de vue de la transmission diathésique, et non pas comme transmissibilité du cancer d'un organe sur l'organe de même nom chez les descendants de la famille. Alors on trouve dans les auteurs, et par la clinique, de nombreuses observations qui établissent la nature héréditaire du cancérisme.

Bayle et Cayol rapportent avoir vu trois cancérés dans une famille de cinq personnes.

Une mère ayant un carcinome de la face eut un fils qui mourut d'un cancer de l'estomac.

Napoléon est mort, comme son père, d'un cancer de l'estomac.

M. Lhéritier a cité les observations d'un homme mort d'une affection cancéreuse de l'estomac ; son père était mort de la même maladie ; puis celle d'une sage-femme morte avec sa mère et sa sœur de la même affection, ayant aussi l'estomac pour siége. M. Piorry rapporte le fait d'une femme de soixante-six ans morte de cancer de l'utérus, dont le fils eut un sarcocèle, et celui d'une femme ayant une tumeur ulcérée de la cuisse gauche, dont le fils a tous les symptômes du cancer de l'estomac. M. Velpeau a cité des faits du même genre à l'Académie de médecine (1) ; j'en ai observé plusieurs, et j'ajouterai, tout le monde en a vu, car ils ne sont pas rares. Ils me paraissent suffisants pour établir la transmission héréditaire possible du cancer. Seulement, et toute la difficulté est là, dans quelle proportion s'observe cette hérédité ? Il est impossible de le dire. Aucune statistique satisfaisante n'a été publiée sur ce point. Je repousse absolument celles qui ont été faites d'après les observations prises dans les hôpitaux, je les déclare fausses et mensongères, ne croyant pas qu'on puisse se fier aux renseignements in-

(1) *Bulletin de l'Académie de médecine*, t. XX.

complets de malades pauvres et ignorants, dont la famille dispersée est souvent morte à l'hôpital de maladies dont ils ignorent la nature et le nom. J'ai l'expérience de ces recherches, et je sais à quoi m'en tenir sur leur inutilité. Une statistique médicale ainsi faite sur les ouï-dire de l'ignorance, peut bien avoir l'apparence de la vérité ; mais, pour les esprits justes, elle n'est qu'un manteau de l'erreur.

La *maladie vermineuse*, ou du moins l'aptitude à son développement, est considérée comme héréditaire par Hippocrate, Brendel, Rosen, etc., et je suis assez disposé à accepter la réalité du fait, moins sur mes observations personnelles que d'après celles des auteurs et d'après les expériences faites sur les animaux par Dupuy. Le fait que je vais rapporter est tellement curieux, qu'à lui seul il vaut une démonstration, et il atteste l'hérédité d'une maladie vermineuse *venant du mâle*.

Une truie fut couverte par un mâle qu'on fit venir d'une ferme où la ladrerie régnait, et dès ce moment les animaux qui naquirent de cette femelle furent plus ou moins affectés de cette maladie. Un petit fut tué à l'âge de six semaines ; il présenta des cysticerques dans le foie et dans les muscles. On sacrifia les animaux issus de cet accouplement; depuis cette époque aucun porc ne fut infecté de ladrerie. Les animaux provenant de l'ancienne race, quoique soumis aux mêmes influences d'habitation et de nourriture que ceux de la dernière race, n'ont pas été affectés de cysticerques.

Les *maladies organiques du cœur* sont moins que d'autres susceptibles d'être transmises par génération. Tous les médecins sont d'accord à cet égard; mais en acceptant comme réelle, avec Corvisart et Portal, l'influence de cette action, il faut dire que les exemples cités en sa faveur ne sont pas très nombreux.

Les *maladies du larynx, des bronches* et *des poumons* sont très souvent héréditaires dans les familles, et, de même qu'on voit s'y transmettre le timbre, l'harmonie ou la dureté de la voix, on y observe des maladies semblables dans l'appareil respiratoire. Ici c'est le croup, fait rare; ailleurs une laryngite, une bronchite, un emphysème, une pneumonie, une phthisie tuberculeuse, un asthme, etc., qui se montrent sur les membres d'une famille et sur leurs descendants. Toutefois une circonstance importante à connaître rend en partie compte de cette prédisposition morbifique : je veux parler du scrofulisme que transmet l'hérédité, et qui par lui-même dispose aux bronchites, aux laryngites, à la phthisie héréditaires, etc. Pour ceux qui ne voient dans nos maladies que des lésions organiques, et qui ne s'occupent pas de leur nature, il en résulte que la bronchite semble une maladie héréditaire. C'est une erreur qu'il importe de rectifier. La bronchite n'est souvent qu'une manifestation du scrofulisme, et c'est à ce titre, préférablement à celui de phlegmasie des bronches, qu'elle peut se transmettre par génération. Dans les circonstances où il n'en est pas ainsi, on pourrait peut-être invoquer d'autres causes analogues : ainsi le croup ou la pneumonie, que l'on signale quelquefois comme des maladies héréditaires, sont évidemment la conséquence de la pléthore et de la force de constitution, qui, elles, se transmettent manifestement par hérédité. Il ne faut donc pas prendre le change sur la question de l'hérédité des maladies organiques ayant pour substratum les *solides*, car elles sont très souvent la conséquence de diathèses qui sont toutes des affections héréditaires.

Le catarrhe pulmonaire, l'emphysème pulmonaire et l'asthme, qui s'observent si communément ensemble, sont, de l'aveu de tous les méde-

cins, des maladies transmissibles par hérédité.
Laennec, Louis Jackson, ont porté cette démonstration jusqu'à l'évidence, en réunissant à la qualité des faits l'autorité du nombre, qui ajoute
beaucoup à leur importance.

Les *maladies des voies digestives* et des organes
annexes s'observent souvent chez les membres
d'une même famille, et paraissent quelquefois soumises à l'influence de l'hérédité.

Comme le dit M. Oudet, quand on a suivi quelques familles, on remarque que les *dents* se ressemblent dans les générations successives sous le
rapport de leur forme et de leur arrangement.
Elles se carient très vite chez ceux dont les parents
ont présenté la même altération.

Les *hernies*, la *dyspepsie*, les *maladies du foie*
et des *reins*, la *gravelle* et la *néphrite calculeuse* se
rencontrent très souvent chez des personnes dont
les ascendants directs ou collatéraux ont souffert
des mêmes accidents.

Dans le système nerveux, le médecin retrouve
autant que dans les maladies des liquides et dans
les diathèses, l'influence de l'impression générative fécondante pour la perpétuité du développement des maladies. Là encore il constate, non
d'une manière certaine, puisque cela n'existe à

l'égard d'aucune maladie, mais il constate quelquefois chez le nouvel être une prédisposition morbifique spéciale et susceptible de reproduire, à un instant donné et sous l'influence de causes très légères, la maladie observée chez les parents.

L'hémorrhagie cérébrale, en rapport avec l'état pléthorique ; l'encéphalite et la méningite, engendrées par le scrofulisme ; l'hystérie, l'épilepsie, l'aliénation mentale, l'éclampsie des enfants, les spasmes, les névralgies, etc., sont autant de maladies dans lesquelles il est impossible de méconnaître l'influence de l'impression générative. Que d'exemples n'ai-je pas vus pour ajouter à l'innombrable quantité de ceux qui ont été publiés par les auteurs ! Ainsi j'ai cité (1), l'observation d'une femme hystérique à vingt ans, qui eut cinq en-fants : le premier mourut à deux mois après une convulsion de sept heures, venue pendant qu'il était au sein ; le second mourut à onze mois d'une longue maladie d'entrailles, et eut souvent des convulsions ; le troisième mourut à vingt-trois mois d'une convulsion pendant une otorrhée ; le quatrième mourut à trois ans d'une fièvre céré-brale avec convulsions ; le cinquième, enfin, âgé

_____

(1) *Traité des maladies des nouveau-nés et de la seconde en-fance*, 4ᵉ édit.. Paris, 1862, p. 141.

de six mois, encore vivant, avait déjà eu trois fois des mouvements convulsifs très violents.

Une autre femme, Jeanne Bois, ayant eu des convulsions très fréquentes jusqu'à l'âge de sept ans, conserva une paralysie du buccinateur avec déviation de la bouche. Six de ses frères ou sœurs sont morts de convulsions. Quatre ont vécu et ont eu des convulsions dans leur enfance. Cette femme a eu dix enfants en quinze ans. Le premier est mort à trois ans avec des convulsions ; le second a péri en huit mois, en quelques heures, par des convulsions. Il en a été de même du troisième, du quatrième, du septième et du neuvième. Quatre d'entre eux, le cinquième, le sixième, le huitième et le dixième, ont eu aussi des convulsions et des maladies ; mais ils ont survécu, l'un avec une contraction passagère du bras, l'autre avec un tic de la paupière supérieure, et les deux derniers sans maladies consécutives.

J'ai vu, à ma consultation de l'hôpital Sainte-Eugénie, une femme de trente-huit ans, nommée Dufour, qui, à sa huitième couche, eut une antéversion utérine, suivie pendant deux ans de convulsions quotidiennes très fréquentes et très prolongées. Devenue enceinte, les attaques continuèrent pendant les deux premiers mois de la grossesse et disparurent. Son enfant, au deuxième jour de la naissance, fut pris de convulsions, et il en eut sept à huit par jour pendant deux ou trois mois.

L'*épilepsie* est considérée à juste titre comme héréditaire depuis Hippocrate (1) jusqu'à nos jours. C'était la conviction formelle de Boerhaave, et Fr. Hoffmann a dit : « *Neque est nullus morbus magis gentilius et qui tam facile a parentibus in liberos devolvitur quam epilepsia.* » Stahl, Sydenham, Frank, Esquirol, MM. Bouchet et Cazauvielh, Georget, Beau, Moreau, etc., ont fait des observations analogues.

L'*aliénation mentale* jouit du même fâcheux privilége que l'épilepsie, sous le rapport de la transmission par hérédité. Esquirol a publié l'histoire d'une dame qui devint aliénée à vingt-cinq ans, après une couche ; sa fille perdit la raison au même âge et dans la même circonstance. Dans une même famille, le père, le fils et le petit-fils se sont suicidés vers la cinquantième année. C'est par centaines qu'il faut désormais compter les faits de ce genre, et MM. Georget, Foville, Falret, Ferrus, etc., aliénistes de profession, en les acceptant comme

_____

(1) *De la maladie sacrée (OEuvres complètes,* trad. par Littré, Paris, 1849, t. VI, p. 350).

vrais, leur ont donné une importance considérable. Sur 9366 cas d'aliénation dont je fais le relevé (1), il y en a eu 1309 dans lesquels la maladie était héréditaire. Malheureusement les faits sur lesquels repose cette statistique ont été recueillis par une douzaine de médecins, et j'ignore comment ils ont procédé. C'est là une de ces statistiques comme il y en a tant en médecine, qui couvrent d'une rigoureuse apparence de vérité des résultats incertains et souvent erronés. Quoi qu'il en soit, si la proportion exacte des cas d'aliénation mentale héréditaire n'est pas connue, le fait en lui-même reste en dehors de toute discussion, et l'expérience de chacun est là pour lui prêter appui en cas de besoin.

Je pourrais multiplier ces faits à l'infini, sans leur donner plus d'autorité, et ce que je viens de dire suffit pour démontrer l'influence réelle de l'*impression générative*, c'est-à-dire de la *génération* dans la prédisposition et le développement des vices de conformation, des altérations humorales, des maladies organiques et des diathèses.

(1) Piorry, *loc. cit.*

CHAPITRE III.

VARIATIONS DE L'HÉRÉDITÉ NORMALE ET MORBIFIQUE.
THÉORIE DU PHÉNOMÈNE.

Après avoir établi et mis hors de doute par tant d'observations exactes et précises le fait de l'hérédité normale et morbifique, on peut se demander quelle en est la cause, comment il se produit, et quelles sont les circonstances qui le modifient et le détruisent.

Plusieurs hypothèses se présentent à l'esprit désireux de pénétrer la cause de l'hérédité physiologique et pathologique. Est-ce une *impression générative* subie par l'ovule, constituant une sorte de résultante des impressions séminale et ovulaire combinées; ou bien est-ce quelque chose de spécifique comme un *virus*, un *vice humoral*, une *disposition organique*, un *germe inconnu, quelque chose de matériel enfin*, qui passe de la semence du mâle à l'ovule, ou qui se développe dans l'ovule lui-même? Il est difficile de comprendre la matérialisation d'un phénomène aussi extraordinaire que l'hérédité à longue échéance des maladies, et vouloir enfermer dans le germe amorphe un virus, un vice humoral ou une disposition organique quelconque, c'est pousser l'anatomie pathologique à l'absurde. Encore s'il n'y avait qu'une hérédité maternelle, pourrait-on croire que la femme viciée fournit un germe vicié pouvant garder son empreinte ; mais il y a une hérédité paternelle, et ici, en raison de la part minime et incompréhensible accordée à l'homme dans l'acte de la fécondation, il est absolument impossible de matérialiser son influence séminale, et de faire passer, de chez lui au germe de la femelle, les virus et les vices organiques dont il est affecté. Il y a enfin l'hérédité des grands parents, et pour celle-là, il faut en convenir, la transmission directe de quelque chose de matériel au germe est encore plus impossible, puisqu'ils n'ont en rien participé à sa fécondation. D'autre part, l'hérédité n'a pas lieu seulement pour les maladies virulentes, humorales et organiques, on l'observe pour de simples vices de conformation, pour la structure intérieure ou extérieure des individus, et pour leurs dispositions morales. Or, peut-on supposer, de la part du père, la transmission à l'ovule de quelque chose de matériel qui ferait plus tard une hernie, une varicocèle, un sixième doigt, ou qui lui apporterait sa ressemblance, et quelquefois celle d'un aïeul? Assurément non ; et, à force de vouloir prouver que toutes les maladies sont la conséquence d'altérations organiques appréciables, on arrive au point où je viens de conduire cette doctrine, c'est-à-dire à l'absurde. Les maladies héréditaires, comme les différentes conformations physiques, ne sont pas le résultat de la transmission d'un germe, qui supposerait une matière transmise, et ces maladies ne sont pas primitivement des altérations de la texture du corps, mais, si elles ne sont point d'abord une altération matérielle, elles ne peuvent être constituées que par un trouble dynamique, c'est-à-dire par une modification de la force qui préside au maintien et à la conservation du corps vivant. A mon avis, *ce sont des impressions transformées.*

Je reviens ainsi à la première hypothèse que j'ai formée pour l'explication des causes de l'hérédité. Ne pouvant, à l'aide d'aucun procédé optique ou chimique, saisir à l'œuvre la *promorphose* humaine et les altérations qu'elle peut subir par suite des vices d'organisation et de conformation des parents, je m'attache au fait expérimental dont l'existence ne peut être contestée. Une double impression générative a lieu dans la fécondation ; à la suite de cette impression se développe un être bien ou mal conformé, fort ou faible, d'un sang pur ou vicié, atteint plus tard de goutte, de syphilis, de scrofules, de dartres, d'aliénation mentale, comme ses parents, et j'attribue à cette impulsion primitive l'origine de l'aptitude au développement ultérieur des maladies de famille. Entre cette impression et les aptitudes morbifiques le rapport est assez constant pour être transformé en loi ; cela suffit pour y voir une cause expérimentale formelle, dont il ne reste plus qu'à déterminer les conditions de manifestation à l'aide de l'expérience. De cette manière on est dispensé de recourir à l'invention d'êtres matériels imaginaires, dont il serait difficile, d'une part, de prouver l'existence, et ensuite de faire comprendre le passage des parents aux enfants.

De l'*impression générative* sort la vie, et avec elle la *promorphose de la matière*, distincte selon les races, les espèces, les variétés des êtres vivants, et chez l'homme selon ses variétés, son tempérament, ses vices organiques et ses diathèses. « *Cum nempe genitura ab omnibus corporis procedat, a sanis sana, a morbosis morbosa...* », dit Hippocrate. Elle produit chez les enfants, soit une maladie héréditaire, mortelle avant la naissance ou constatée à ce moment, et ailleurs des maladies héréditaires à longue échéance qui ne doivent paraître qu'au bout de plusieurs jours, de plusieurs mois et même de plusieurs années; il en est qui ne se montrent qu'à l'âge de cinquante ou soixante ans.

La syphilis héréditaire tue souvent les enfants dans le sein de leur mère et provoque l'avortement.

La même syphilis héréditaire apparaît quinze jours, six mois, trois ans après la naissance.

La scrofule se montre au bout de plusieurs mois et de plusieurs années.

C'est dans la période moyenne de la vie que viennent les coliques néphrétiques, l'aliénation mentale, la goutte, etc., etc.

À la vieillesse enfin appartient l'apoplexie cérébrale héréditaire.

L'*impression générative*, envisagée comme cause prédisposante morbifique, produit donc au moins autant d'aptitudes morbides et d'idiosyncrasies que de maladies confirmées. En effet, ce qu'elle laisse au sein des êtres y peut sommeiller vingt, trente ou quarante ans, ne jamais éclore, si les circonstances extérieures s'y opposent, et, pendant ce laps de temps, il n'y a évidemment qu'une aptitude morbide et point de maladie. Cet état diathésique latent pendant de longues années ajoute encore à ce qu'il y a de merveilleux dans la transmission héréditaire de la forme des organes et des maladies. Pourquoi un enfant n'arrive-t-il à ressembler à son père qu'à vingt ans, et pourquoi n'est-il aliéné comme sa mère qu'à trente? Ce sont autant de questions insolubles, et il faut se contenter d'établir le fait de l'aptitude héréditaire, préalable au développement des maladies de famille.

L'impression générative est d'autant plus certainement suivie d'effets morbides, que les parents sont plus avancés en âge, et les maladies héréditaires se développent souvent à la même époque de la vie que chez leurs auteurs.

Quelques personnes ont dit que les enfants n'héritaient point des maladies de leurs père et mère quand ils étaient conçus avant le développement de ces maladies chez leurs générateurs. Cela n'est pas exact en général. Ainsi j'ai vu des parents perdre leurs enfants et leurs petits-enfants de phthisie ou de maladies scrofuleuses, sans qu'on en soupçonnât l'origine héréditaire, lorsque plus tard la mère, prise d'hémoptysie à soixante-cinq ans, mourait en quelques mois d'une maladie de poitrine. J'ai connu un colosse, le concierge de la Charité de Paris, haut de six pieds et lourd de plus de 100 kilogrammes, qui perdit ses deux filles de phthisie pulmonaire à vingt-cinq et trente ans, et qui mourut après elles d'hémoptysie et de phthisie tuberculeuse. Je cite ces faits, qui me sont personnels, pour appuyer tous ceux qui sont dans la mémoire de chaque médecin. Les enfants ont plus de chances pour échapper aux maladies transmissibles par l'impression générative, lorsqu'ils sont conçus avant le développement de la maladie chez leurs parents et qu'on peut considérer le mal comme accidentel et acquis par la débauche. Il est évident que le podagrisme acquis par les excès de table après la naissance d'un enfant ne peut influer sur sa santé, ni le prédisposer au développement de cette diathèse.

On a beaucoup discuté pour savoir laquelle des deux impressions génératives, paternelle ou maternelle, avait le plus de force pour donner l'impulsion régulière ou viciée à l'ovule; mais les théories exclusives sur ce point ne peuvent résister à l'autorité des observations particulières. La part du père et de la mère est sans doute variable, mais elle est également certaine : la proportion seule diffère et n'a pu encore être déterminée par aucun observateur.

Voici les règles que l'on pourrait établir à cet égard (1) :

---

(1) P. Lucas, *Traité de l'hérédité dans les états de santé et de maladie.*

« 1° Dans l'ordre régulier de transmission séminale, toutes les maladies exclusives au sexe mâle
seront généralement propagées par les pères aux
seuls produits mâles ; toutes les maladies exclusives au sexe femelle seront généralement propagées
par les mères aux seuls produits femelles.

» 2° Toutes les maladies communes aux deux
sexes, mais qui, de leur nature, prédominent dans
le sexe mâle où dans le sexe femelle, seront généralement, dans le premier cas, plus fréquemment
transmissibles aux mâles, et, dans le second, plus
fréquemment transmissibles aux femelles.

» 3° Les maladies communes et d'une fréquence
égale entre les deux sexes seront également et indistinctement transmises aux produits des deux
sexes, à moins peut-être que les pères ne transmettent de préférence aux mâles celles qui proviennent nativement des pères, et les mères aux femelles
celles qui proviennent nativement des mères. »

Si telles sont les règles, il faut savoir qu'elles
souffrent des exceptions, et qu'on ne doit les considérer que comme un *ordre régulier de transport
séminal* n'ayant rien d'absolu dans leurs effets.

Ainsi, la première règle offre deux exceptions :
1° le *transport anormal des caractères sexuels*, ou
hermaphrodisme, et 2° l'*hérédité en retour*, ou

atavisme, lorsqu'un des parents sert de conducteur latent aux maladies d'un sexe qui n'est pas le sien. Exemple : l'hypospadias passant de l'aïeul au petit-fils par la fille.

Dans les deux autres règles, il y a aussi des exceptions déterminées par les mœurs, l'éducation, les habitudes, le temps, les lieux, les climats, etc., qui peuvent changer le mode de transmission séminale d'affections communes au père et à la mère. L'aliénation, la phthisie, plus fréquentes dans un pays chez la femme que chez l'homme, sont ailleurs, au contraire, plus communes chez l'homme (1). Enfin, à côté de ces exceptions, dans la production régulière des maladies par le transport séminal, existent celles dont on ne peut jamais découvrir la cause, et qui sont le résultat des perturbations de l'adultère.

CHAPITRE IV.

DES FORMES DE L'HÉRÉDITÉ.

L'hérédité naturelle des formes, de la ressemblance, de la configuration intérieure des qualités morales, et l'hérédité des difformités, des vices ou des maladies, peuvent être *directes* et provenir directement du père ou de la mère.

(1) P. Lucas, t. II, p. 844.

Un enfant naît avec la syphilis, parce que son père est ou a été affecté de la maladie et s'est marié sans être guéri ; mais le mal peut également provenir de la mère, ce qui est infiniment plus rare. Il en est de même des gourmes et des maladies de peau dans l'enfance, des convulsions, de l'épilepsie, de la scrofule, de la susceptibilité des muqueuses pulmonaire ou intestinale, des ophthalmies, des difformités, etc. On en trouve ordinairement l'origine chez le père ou chez la mère. C'est absolument la même chose chez l'adulte pour les diathèses goutteuse et rhumatismale, pour la gravelle, pour l'apoplexie, etc. ; et ce n'est pas sans raison qu'on dit quelquefois : « Tel père, tel fils. » —Au physique et au moral, c'est un axiome d'une incontestable vérité.

L'hérédité est *indirecte* quand elle ne provient pas du père ni de la mère. Il y en a plusieurs sortes, celle des aïeux, celle des collatéraux, et celle d'un conjoint antérieur.

L'hérédité est indirecte *alternante* quand l'impression séminale d'où elle résulte traverse une génération d'une *façon latente*, en l'épargnant, et quand elle se fait sentir alors de l'aïeul sur les petits-enfants. Elle semble se perdre pendant vingt ou trente ans, mais elle reparaît tout à coup après une génération nouvelle. Quel mystère et quelle incompréhensible merveille de la vie! On lui donne le nom d'*atavisme*.

L'impression séminale d'où sort la première descendance laisse chez elle une aptitude à certaines difformités ou à des maladies qui ne pourront éclore qu'à la génération suivante. Ici les enfants ne ressemblent pas à leurs parents, mais à leurs grands parents. Je connais une jeune personne de vingt ans qui est le portrait vivant de son grand-père, et qui a eu comme lui un eczéma du dos de la main. Cette jeune personne ne ressemble en rien à son père et à sa mère. C'est cette condition qui ramène quelquefois des enfants blancs chez des mulâtres ou même chez des nègres qui ont des blancs dans leurs aïeux.

Il y a une hérédité indirecte qui se révèle par la présence de la difformité du vice ou de la maladie héréditaire chez les parents *collatéraux* rapprochés, tels que les oncles et les tantes, les grands-oncles et les grandes-tantes, les cousins. Dans ce cas d'hérédité *collatérale*, les ressemblances physiques et morales, les monstruosités et les maladies d'une génération nouvelle se retrouvent dans les collatéraux, mais non chez le père ou chez la mère.

Dans une dernière forme de l'hérédité indirecte, et c'est là plus curieuse de toutes, la transmission héréditaire de la forme extérieure ou intérieure, des vices et des maladies, se fait par une seule fécondation pour plusieurs générations successives.

En 1740, Bonnet démontrait que, chez certains insectes, une seule fécondation pouvait imprégner la femelle de façon à lui permettre de donner le jour à plusieurs générations successives sans un nouvel aide du mâle. Les pucerons sont vivipares, et ils ont en un an neuf générations de 90 à 95 pucerons femelles. Chaque femelle naît féconde, et apporte avec elle l'imprégnation qui doit reproduire la vie et les formes de son espèce. Il en est de la huitième comme de la première, et sans accouplement jusqu'à la neuvième descendance, les pucerons toujours femelles engendrent de nouvelles femelles également fécondes. Alors, vers l'automne, tout change, la dernière génération se compose de mâles et de femelles. Celles-ci pondent des œufs que fécondent les mâles, et qui résistent tout l'hiver pour éclore au printemps. De ces œufs femelles naissent des pucerons femelles fécondés, qui recommencent la série des neuf générations dont je viens de parler.

Un semblable phénomène s'observe sur la che-
nille du papillon *paquet de feuilles sèches*, dont
le papillon séquestré avec soin à sa naissance, se
met à pondre des œufs d'où sortiront des chenilles
(Bernouilli) semblables à celles d'où était sorti le
papillon. Il en est de même du papillon *phalène
des sapins* (Pallas); de la *Paludina vivipara* dans
les mollusques, et c'est ce qu'on voit chez les
abeilles qui, par une seule fécondation, pondent
des œufs fécondés durant toute l'année qui suit
l'accouplement (Réaumur).

Sur de grands animaux et chez l'homme, il se
passe quelque chose de semblable. Une première
imprégnation laisse dans la femelle une telle empreinte, que, dans une fécondation suivante, le
produit peut au physique et au moral ressembler
au premier père absent.

Dans l'accouplement de l'âne et de la jument
donnant lieu à un *métis*, la mère, ainsi que l'ont
démontré Van Helmont et Haller, reçoit de l'âne
une modification telle que, dans un accouplement
ultérieur avec un cheval de sa race, elle peut donner encore naissance à un être qui aura les oreilles
de son aïeul.

Le zèbre, uni à la jument, donne un produit
zébré ; mais à une seconde fécondation de la mère

par un étalon, on a quelquefois encore un produit zébré comme le premier père. Home, Meckel, Stark, Harvey, ont démontré le fait par de nombreuses expériences.

Une chienne de race accouplée avec une vilaine bête est complétement perdue, car dans ses générations ultérieures avec un chien de même sang, elle aura toujours parmi ses petits un ou plusieurs rejetons ayant la robe ou la conformation du premier père.

Il en est de même dans l'accouplement du cochon et du sanglier. Toujours dans les générations ultérieures entre les deux animaux de même espèce, il y a des petits qui sont la représentation plus ou moins complète de l'aïeul.

Chez l'homme enfin, et c'est là un des faits les plus importants de l'histoire de l'hérédité, un de ceux qui devraient le plus faire réfléchir à l'occasion du mariage, il se passe quelque chose de semblable, bien que ce ne soit pas chose toujours facile à constater.

La femme n'est pas l'égale de l'homme dans l'acte de la procréation. En outre des dangers et des douleurs de la gestation, sa part est toute différente, et la fécondation est souvent pour elle une sorte d'inoculation du sang et des humeurs de celui qui l'a imprégnée. En se donnant à un homme pour être la mère de ses enfants, elle devient en partie, et sous certains rapports, semblable à cet homme. Non-seulement elle est alors à lui, mais aussi elle est *lui*, et ce n'est pas sans raison ni par métaphore qu'il l'appelle *sa moitié*. Vraiment esclave de la nature, en cédant à ses vœux, elle s'imprègne d'un sang nouveau, celui de son mari, qui, s'il peut être pur, peut être corrompu de différentes manières, et alors elle est fatalement souillée pour la vie dans sa personne et dans sa descendance. Quelle différence avec la part faite à l'autre sexe !

On sait que des veuves ayant eu un enfant ont quelquefois d'un second mariage d'autres enfants qui ressemblent au premier mari, et qui peuvent en avoir les difformités, les vices ou les maladies. Pareille chose s'observe souvent en cas d'adultère, lorsque le bâtard ressemble au mari putatif ; ce qui a fait dire assez justement : « *Filium ex adul-* » *tera excusare matrem a culpa.* »

C'est peut-être ainsi que se transmettent à la femme certaines maladies diathésiques de son mari, telles que le scrofulisme, la syphilis, l'herpétisme, etc. Il n'est pas rare, en effet, de voir mourir de phthisie des femmes mariées sans examen et trop légèrement à un mari phthisique dont elles ont eu un enfant. Un homme se croit guéri de la syphilis parce qu'il n'a plus rien d'appréciable, mais il se marie à une jeune fille qu'il empoisonne sans le vouloir et sans le savoir, et dont il a des enfants syphilitiques. Ainsi se transmet aussi l'herpétisme, caractérisé par certaines maladies de la peau, qui, du père, passent aux enfants, et peuvent se manifester chez la mère. Tous ces faits commandent la réserve, mais ils n'ont rien d'impossible, et l'on ne saurait les mettre en doute. Si quelques-uns sont contestables, il y en a d'autres qui ne le sont pas ; et du moment qu'une fécondation peut engendrer un produit dont les formes extérieures, les aptitudes et les maladies rappellent les maladies et les formes d'un conjoint antérieur qui n'est plus, il faut que l'organisme maternel, modifié ou corrompu par la première fécondation, ait conservé le principe des vices organiques du premier père. C'est là ce que je voulais établir.

L'hérédité varie la forme de ses manifestations sans changer de nature : c'est l'hérédité de métamorphose.

L'hérédité morbifique a une double expression ; soit qu'elle transmette au produit une maladie semblable à celle des parents, soit, au contraire, qu'elle engendre une maladie de forme différente tant par le siége que par ses lésions anatomiques. Dans le premier cas, l'hérédité a lieu par *similitude*, et, dans l'autre, il y a *hérédité par métamorphose*. La nature du mal restant la même, il peut y avoir dans sa transmission séminale une modification ou un changement de forme qui le rend méconnaissable pour ceux qui, n'étant pas prévenus, ou n'ayant pas l'intelligence nécessaire, ne comprennent rien aux phénomènes soumis à leur observation.

Sans doute, la goutte articulaire peut se transmettre à l'état de goutte articulaire; les dartres, la syphilis, le nervosisme, le cancer, la scrofule, la phthisie, le rhumatisme, peuvent offrir, dans la descendance, une forme semblable à celle des parents; mais combien de fois les choses ne sont-elles pas différentes. Ainsi la dartre cutanée peut donner lieu à une dartre héréditaire intérieure sur les muqueuses, ce qui n'est plus la dartre, au moins en apparence. La syphilis du père, ordinairement extérieure, donne souvent lieu à une syphilis viscérale du thymus, des poumons et du foie chez les enfants; elle peut même, d'après quelques médecins, et pour Ricord, se transformer en scrofule. La phthisie pulmonaire peut se transmettre et se métamorphoser en tumeur blanche, en carie

vertébrale, en écrouelles, en carreau, etc.; ou réciproquement, la tumeur blanche, les écrouelles, etc.,
des parents engendrer la phthisie granuleuse ou
tuberculeuse chez les enfants. Il en est de même de
l'état nerveux ou nervosisme (1), et des névroses.
L'épilepsie, l'hystérie, la folie, les convulsions, etc.,
sont très manifestement héréditaires, tantôt sous
la même forme, mais bien plus souvent encore
sous une forme différente. On voit sans cesse l'épilepsie, l'hystérie, donner lieu à la folie chez les
enfants, et réciproquement. En conséquence, nier
l'hérédité des maladies diathésiques et leur passage aux enfants, parce qu'on ne voit pas identi-
quement chez eux la même espèce morbide que
chez leurs auteurs, c'est commettre une grave
erreur et rétrécir les horizons de la science aux
proportions de son esprit. Dira-t-on que la phthisie
pulmonaire d'un enfant ne lui est pas transmise
par hérédité, parce que ses parents, sans phthisie
pulmonaire, n'ont eu que des écrouelles, ou une
tumeur blanche, ou une carie vertébrale? Sou-
tiendra-t-on qu'une femme qui meurt d'un cancer
au sein n'a pas reçu la maladie de son père qui est
mort d'un cancer à l'estomac, ou de sa mère qui

_____

(1) E. Bouchut, *De l'état nerveux, ou nervosisme.* 1 vol. in-8,
p. 77.

aurait succombé à une maladie cancéreuse de la matrice ? Évidemment ce sont aujourd'hui des doctrines impossibles à défendre; et quand on étudie ce qui se rattache à la transmission séminale des maladies, il faut tenir encore plus compte de la nature du mal qui se transmet que de la forme sous laquelle il est transmis.

L'hérédité est combattue en nous par l'innéité.

Partout la nature a placé le remède à côté du mal. Quoique nous soyons, dit Lucas, sous la fatalité et sous le destin d'une vie antérieure, celle de nos pères dans le type de leur état spécifique, dans le concours d'influences qui les ont formés, du temps où ils vivaient, des lieux, du genre d'existence, du degré de développement, du mode d'exercice de leurs facultés, de leurs actions, de leurs erreurs, de leurs souffrances et de leur mort, nous pouvons nous affranchir de ce destin de la vie humaine.

L'*innéité*, qui, sous l'influence d'une foule de causes, crée des difformités, des vices et des maladies que transmet ensuite l'*hérédité*, agit de même sur les aptitudes et sur les maladies héréditaires, pour ramener l'être vicieux, difforme ou malade à son état normal. Elle lutte contre les effets terribles et destructifs de l'hérédité, s'ils étaient constants.

Ainsi l'hérédité, suivie dans la succession des portées d'un même couple, montre :

1° Qu'elle atteint, sans distinction de sexe, tous les produits : la surdité, l'idiotie, la polydactylie, la phthisie, etc.

2° Qu'elle atteint, sans distinction de sexe, une partie des produits : cela a été observé sur les mêmes affections.

3° Qu'elle atteint et épargne tour à tour les produits sans distinction de sexe. Exemple : le spina-bifida, le nanisme, le géantisme, la surdimutité, etc., alternent avec des produits normaux (Burdach, Puybonnieux). Sur huit enfants, Lucas a vu quatre nains alterner avec ceux qui avaient toute leur taille, et Geoffroy Saint-Hilaire cite l'exemple de deux albinos venus entre plusieurs individus bien conformés ;

4° Qu'elle atteint et épargne tour à tour les deux sexes. Puybonnieux a vu des sourds-muets entremêlés dans une même famille, mais non sur le même sexe, d'abord sur une fille, ensuite sur un garçon, et ainsi de suite.

5° Qu'elle atteint constamment et exclusivement la totalité ou seulement une partie des produits d'un *seul sexe*. On a vu ainsi l'ichthyose et l'hémorraphilie n'atteindre que les garçons; ou ailleurs les filles.

Ces lacunes de l'hérédité, en apparence incompréhensibles, dépendent de la dualité des lois de la procréation signalées par Lucas, *l'innéité* et *l'hérédité* ; de la dualité des générateurs ; et enfin de la pluralité des formules séminales.

L'hérédité est sans cesse neutralisée par une force contraire, qui tend à ramener l'état normal des individus. De leur antagonisme résultent les lacunes dont je viens de parler, et les omissions d'action de l'une résultent de l'action séminale de l'autre.

Ailleurs ce n'est pas l'innéité qui est la cause des lacunes de l'hérédité, c'est la dualité des générateurs, dont l'un l'emporte en action séminale sur l'autre. Exemple : un père est héméralope, mais la mère ne l'est pas, et elle transmet ses yeux à deux enfants sur cinq.

Plus loin, enfin, s'il y a lacune dans la transmission héréditaire, c'est qu'il y a substitution d'action séminale, et que l'influence de l'aïeul ou du bisaïeul l'emporte sur l'action des ascendants directs.

Il ne faut pas croire que le hasard soit l'unique cause du type de l'intermittence des lois de l'hérédité. Comme l'a dit Fontenelle, *le hasard est un ordre de causes qu'on ne connaît pas*, et Lucas a montré que ces intermittences avaient souvent une raison d'être parfaitement déterminée.

Si le phénomène héréditaire ou inné rentre par sa nature ou par son origine dans l'ordre des phénomènes de la sexualité, il frappe sur le sexe de même nom, d'où les alternatives de transmission et de développement en rapport avec celles qui se produisent dans le sexe des enfants. S'il en épargne, la loi d'innéité et l'hérédité en retour, ou *atavisme*, l'expliquent.

Si le phénomène est, par sa nature ou par son origine, indépendant de la sexualité, il épargne et atteint indifféremment les deux sexes, et les alternatives d'innéité ou d'hérédité de ce phénomène tiennent à l'action de ces deux lois ou à l'entrecroisement d'action des procréateurs.

Dans tous ces cas, il y a évidemment un rapport de cause à effet, règle démontrée, loi générale, et par conséquent nul hasard.

C'est donc avec raison que Lucas a pu dire : « Quand on voit que, ni toutes les parties, ni les » mêmes parties des individus, ni toujours tous » les êtres d'une génération, ni toujours tous les » sexes, ni toujours les mêmes sexes, ni toujours

» la suite de générations, ne sont atteints par l'*in-*
» *néité* ou par l'*hérédité*, et que des éléments, des
» organes, des fonctions de l'individu, des mem-
» bres, des sexes de la même portée, de la
» même génération et des générations entières
» échappent, on est obligé de reconnaître dans
» ces résultats un fait *conservateur*, constant,
» universel, qui n'est point le hasard, et qui atteste
» une *finalité* dépendante de l'ordre préétabli par
» la raison première.

» Sans ces intermittences, l'*innéité* et l'*hérédité*
» multipliant leurs désordres, la même partie, le
» même organe dans tous les produits, mille fois
» altérés, créaient des monstres mourant avant
» l'âge ; les mêmes lois atteignant les mêmes
» sexes dans des myriades de cas, atteignaient la
» reproduction, et en cas d'épidémie, la généra-
» tion arrivait à manquer de mâles ou de femelles ;
» les mêmes lois atteignant les deux sexes, la gé-
» nération manquait de tous les deux : d'où res-
» sort que la génération atteinte amène l'extinction
» de l'espèce.

» Tout est donc prévu pour l'ordre, la durée et
» le maintien de l'œuvre de la vie, malgré les
» accidents qui la menacent. »

CHAPITRE V.

DURÉE DE L'HÉRÉDITÉ.

Ici nous laisserons parler Lucas, dont l'analyse philosophique restera sur ce point comme le plus remarquable monument de pathologie générale de notre époque.

Là *durée de l'hérédité* a aussi ses règles, et l'on ne peut la déterminer qu'en la comparant à celle de l'*innéité*.

L'*innéité* n'a pas de succession possible, puisque c'est la force qui crée la diversité des caractères et des maladies dans l'individu. Elle commence et finit avec chaque génération, et c'est ensuite l'hérédité qui en perpétue les effets.

L'*hérédité*, au contraire, n'a pas de limites en elle-même. C'est la force de transmission séminale, et ses règles de durée sont celles des caractères qu'elle propage.

Transmet-elle un *caractère spécifique*, permanent, immuable, alors sa durée est indéfinie comme celle des espèces.

Transmet-elle un *caractère individuel*, transitoire, variable comme l'individu, alors elle a une durée variable.

L'hérédité de tout *caractère spécifique* des espèces et des variétés primordiales est donc *permanente.* Ainsi en est-il de l'hérédité des races humaines et de leur couleur blanche, noire, brune, rouge et jaune ; de l'hérédité des races du bœuf, du chien, et de l'hérédité de la bosse du bison, du chameau, du dromadaire, etc..

L'hérédité de tout *caractère du type individuel* tend au contraire toujours, à s'éteindre et a une durée limitée. Elle tend à s'éteindre d'abord par l'action de l'*innéité*, puis par la *dualité d'action des procréateurs*, par la force qui résulte des *influences d'âge*, de *lieu*, de *climat*, de *temps*, d'*état physique et moral* des parents ; enfin, par l'*action du grand nombre sur le petit nombre*. Ici, comme partout, se manifeste la toute-puissance cachée des masses, et il n'y a pas de caractère individuel qui, soumis à l'action séminale, ne soit condamné à s'éteindre par la loi du plus fort à laquelle ne résiste aucun de ces caractères, sans cesse divisé par des générations successives. Il lutte par le croisement avec des fractions de lui-même de plus en plus minimes, contre des unités de plus en plus grand nombre de types différents, et il est absorbé.

C'est l'affaire d'un certain nombre de générations, et l'expérience prouve que la durée des familles nobles n'a jamais été au delà de six à douze générations, bien que jadis on ne reculât devant aucun moyen légal (substitution, divorce, mariages multiples, légitimation d'enfants naturels) pour assurer la perpétuité des noms. En supprimant les mariages entre consanguins, les familles se croisent avec d'autres, et dans leur lutte contre l'*invincible effort de l'action du grand nombre*, elles ne tardent pas à disparaître. Ainsi disparaissent par une génération méthodique les nègres alliés à la race blanche, et les blancs perdus au milieu d'une race nègre.

La durée de l'hérédité est encore limitée par la nature même de chaque caractère transmissible; et, à cet égard, il y a d'énormes différences dans la durée de leur propagation. Ainsi, les caractères du type individuel *innés* et formés par la génération tendent à se maintenir longtemps, et ne disparaissent que par la seule puissance du croisement : exemple, l'héméralopie, la surdi-mutité, la polydactylie, etc., etc. Au contraire, les caractères du type individuel *acquis* ont infiniment moins de persistance. Nés d'un accident, de l'alimentation, de l'exercice des organes, de l'éducation, du climat, des temps, des lieux, ils disparaissent à la

longue avec le concours des circonstances qui les
ont formés ; comme l'a dit Buffon dans cette ma-
jesté de style qui lui est propre : « Elles ne sont
» que des possessions usurpées pour un temps
» sur la nature , mais qu'elle a chargé la main sûre
» des siècles de lui rendre. »

– Il n'y a donc rien de fatal dans l'hérédité normale ou morbifique, et la transmission séminale des
maladies, si fréquente qu'elle soit, peut être en-
travée par un grand nombre de causes, et notam-
ment par l'antagonisme des deux lois primordiales
de la procréation : l'*innéité* et l'*hérédité*. Opposées
dans leur essence, elles ne se combattent que pour
mieux atteindre leur but, et, en les comparant,
comme l'a fait Lucas, dans leur marche parallèle,
on voit que leur durée est toute différente.

« Dans le *type spécifique*, par le fait l'*innéité*
passe et l'*hérédité* reste.

» Dans le *type individuel*, c'est à la longue
l'*innéité* qui reste et l'*hérédité* qui passe.

» En effet, dans l'espèce, le *divers* se produit pour
un temps à titre d'accident temporaire, qu'une
force irrésistible anéantit et ramène au *semblable*,
tandis que dans l'individu, c'est le *semblable* qui
est temporaire, qui est l'accident qu'une force irrésistible ramène au *divers*.

» En voyant ainsi l'*innéité*, principe du *divers*, être transitoire sous le *type spécifique*, et l'*hérédité*, principe du *semblable*, être transitoire sous le *type individuel*, il devient évident que dans leur absolu, l'*hérédité est en soi la loi de l'espèce*, tandis que l'*innéité est en soi la loi de l'individu*.

» Sous cette dualité des lois de la procréation, se retrouvent donc comme incarnation vivante, les deux grands principes de l'*éternelle fixité des espèces*, et celui de l'*éternelle mutabilité des individus*. Elles en sont l'expression séminale et nous en expliquent la perpétuité dans la succession des êtres, à travers les lieux et les siècles. »

CHAPITRE VI.

TRAITEMENT DE L'HÉRÉDITÉ.

Quelque difficile que soit la tâche d'arrêter la propagation des maladies héréditaires, elle n'est pas impossible. Le plus important était d'abord de déterminer les lois qui président à cette transmission séminale, ainsi que les circonstances d'âge, de climat, de temps et de personne qui peuvent la modifier. Une fois ce point de départ vraiment scientifique établi, on comprend que dans le mariage l'homme puisse faire pour sa descendance ce qu'il réalise avec tant de succès chez les animaux dont il améliore la race, dont il change les produits et dont il modifie les instincts. C'est là une question de temps et de persévérance. Le fait n'est pas au-dessus de la portée humaine, mais il exige dans son accomplissement une puissance d'action que l'homme isolé n'a pas et que la société seule possède, car seule elle a le droit de s'armer contre elle-même. Le traitement de l'hérédité morbide est à la fois une question d'hygiène privée et publique, et si chacun peut agir librement pour se défendre dans certains cas, il faudrait pouvoir être aidé par des prescriptions obligatoires pour tous. C'est une question encore plus sociale qu'individuelle; et si on voulait la résoudre avec avantage, il faudrait que des lois capables de faire réagir l'hérédité contre elle-même pussent dans le mariage diriger le cours des générations. Mais c'est là un de ces rêves scientifiques dont on ne parle que comme d'une attrayante utopie impossible à réaliser, dans le monde moderne. La protection due à la conservation des races est un bonheur des animaux que ne connaît pas l'homme. Le temps n'est plus où, comme chez les Indous, on pouvait déclarer des incapacités physiques de mariage et frapper de nullité tout mariage où on les aurait dissimulées. Ainsi, on trouve dans l'ancien code des Hindous cette stance :

« Si un homme donne en mariage une fille ayant quelque défaut, *sans en prévenir*, l'époux peut annuler l'acte du méchant qui lui a donné cette jeune fille (1). »

De pareilles lois ne sont plus possibles et l'humanité chrétienne s'offenserait d'être traitée comme un troupeau dont les instincts seraient réglés par une volonté étrangère. Elle a recouvré sa liberté physique en détruisant presque partout l'esclavage ; elle a déjà beaucoup fait pour la liberté morale et pour l'émancipation de la pensée, comment pourrait-elle revenir à réglementer physiquement le mariage par le choix légal des époux ?

Au prix de sa santé, de la vie et de sa postérité, l'homme des temps modernes est libre de ses actes et de sa personne. Tant pis si la passion et l'intérêt l'aveuglent, mais il n'a rien à attendre que de lui-même dans le mariage. Sans autre protection que celle de la science, il ne doit compter que sur lui pour fonder une race forte, intelligente et vivace. Que chacun, suffisamment éclairé, fasse son devoir, et, au lieu de dépérir par des alliances

(1) *Lois de Manou*, lib. IX, st. 73.

corruptrices du sang et meurtrières de la race, l'humanité pourra encore résister longtemps à toutes les influences destructives que créent les temps, les lieux et la civilisation.

Il y a deux choses à faire dans le traitement des maladies héréditaires : 1° en prévenir le développement ; 2° en réprimer la manifestation.

1° *Prophylaxie des maladies héréditaires.* — Si la science ne peut suspendre l'action de cette force naturelle d'où résulte l'hérédité, elle peut du moins en transformer les actes et dans ce but diriger les circonstances de l'union des sexes par où elle s'opère.

Il faut exclure du mariage librement consenti tous les membres de la famille, quel que soit leur état de santé, car rien n'est préjudiciable à la race comme les unions entre consanguins. Suivies pendant plusieurs générations, elles sont à la longue la cause de l'abâtardissement des individus, de leur stérilité, de leurs infirmités, de leurs maladies et de leur mort de plus en plus rapprochés de la naissance.

Il faut exclure tous les individus atteints *personnellement* de maladies d'anomalies, de difformités et de vices héréditairement transmissibles, ou ayant ces vices, ces difformités et ces maladies

dans leurs ascendants directs et dans leurs collatéraux rapprochés. C'est affronter le danger et
courir les chances très probables d'une descendance infirme ou malade que d'allier à une personne saine et honnête une autre personne vicieuse
et atteinte de strabisme, de cécité, de surdi-mutité, de polydactylie, de syphilis, de scrofule et de
phthisie pulmonaire, de goutte, de dartres, de
cancer, de folie, etc. Malgré les ressources de l'innéité, qui peut enlever le mal, et, quelle que soit
la force du procréateur sain, il y a tout à craindre
que les fruits de cette union soient vicieux, dif-
formes, aliénés, atteints de maladies humorales
et diathésiques dont l'effet sera la mort prématurée
ou la vie chargée de souffrances et de douleurs
physiques et morales.

En cas de mauvaise santé et de maladie humo-
rale héréditaire, l'homme doit s'abstenir du mariage et se résigner au célibat. C'est un devoir
moral contre lequel il n'y a pas à lutter, et dont on
ne saurait s'affranchir sans en être tôt ou tard
cruellement puni. Qui l'enfreint sera frappé dans
son honneur ou dans ses plus chères affections.
La loi ne reconnaît pas d'incapacités physiques au
mariage, c'est peut-être un malheur; mais chacun
condamnera, moralement du moins, celui qui ne

recule pas à l'idée de corrompre le sang de qui sera sa compagne ou de créer une race difforme, vicieuse et maladive, destinée à périr misérablement de syphilis, de phthisie, de scrofule, d'aliénation, etc., etc.

Si la santé mauvaise n'est pas incompatible avec le mariage, il faut chercher dans une autre famille des conditions contraires, non de maladie, car ce serait corriger un défaut par un autre, mais des conditions contraires de santé. *Il ne faut jamais croiser les maladies*, dit avec raison M. Lucas, car le mieux qu'il puisse arriver, c'est l'*élection* de celle d'un des auteurs ou bien leur *mélange*, ou enfin une *combinaison* qui en fait une bien plus grave.

Le mariage ne doit s'accomplir qu'au moment de la réalisation du complet degré de force et du développement des individus, c'est-à-dire à la nubilité. Trop jeunes ou trop vieux, les époux ont des enfants valétudinaires, quelquefois infirmes, malades et peu vivaces. — Quant à l'instant de la conception, il doit aussi être choisi avec discernement, en dehors de la période menstruelle, dans un état de santé satisfaisant ; jamais en ivresse ni au milieu de grands chagrins, ni de mauvaises passions : s'il se peut, dans les meilleures dispositions morales, car l'hérédité ne se rapporte pas seulement *au passé de l'être*, et elle reproduit aussi *son état présent*, absolument comme la lumière rayonnante d'un visage intelligent en fixe l'expression sur la plaque d'un daguerréotype.

Le lieu même de la conception et de la gestation n'est pas indifférent, et on peut trouver dans certaines conditions de climat ou de localité une puissante ressource pour modifier les résultats de l'union des sexes et pour arrêter la propagation de certaines maladies héréditaires. C'est ainsi que par le déplacement, le goître, l'éléphantiasis, la phthisie pulmonaire, la scrofule; la goutte et les maladies endémiques sont quelquefois arrêtées dans leur transmission séminale. L'acclimatement dans un pays où ne règne pas la maladie dont on veut détruire le germe dans la descendance d'une famille, et ensuite la conception après cet acclimatement sont des moyens extrêmes à employer; mais dans certains, il n'y a de famille possible qu'au prix de ce sacrifice.

2° *Traitement des maladies héréditaires.* — Quand les maladies héréditaires commencent à se manifester par de faibles indices ou se sont déclarées, il n'y a pas encore à désespérer de les voir disparaître. D'abord, par cela même que l'innéité peut préserver l'enfant de la maladie de famille, elle peut aussi amoindrir le mal, lui donner une forme moins grave, plus facilement curable, ou enfin par métamorphose, le fixer dans un organe moins important. C'est à la thérapeutique et à l'hygiène de faire le reste.

Il est évident que si la maladie transmissible ou transmise appartient à l'ordre de celles qu'engendre l'influence des *lieux*, des *climats*, de la *profession* des parents, du *régime de vie* et des *habitudes*, il faut changer ces enfants de pays, leur donner une autre profession, modifier leurs habitudes, leur régime, etc.

Un enfant de parents *goîtreux*, s'il vit dans le même lieu où il a pris naissance, aura le goître, tandis qu'il en sera épargné en allant vivre ailleurs. — L'*hématurie* héréditaire et endémique des pays chauds peut être prévenue par l'expatriation. — L'*éléphantiasis* disparaît par le régime, et, ainsi qu'on l'a vu dans les îles Ferroë, cette maladie héréditaire a cessé en cinquante ans, lorsque les habitants, ayant quitté la pêche, se mirent à cultiver le sol et à changer leur alimentation. — La *scrofule*, si commune sous toutes ses formes, de gourmes, d'écrouelles, de phthisie pulmonaire, etc., ne se guérit que par le changement d'habitudes, de localités, souvent même de climat, et il y a des familles qui n'ont sauvé leurs enfants menacés de *phthisie pulmonaire* qu'en allant vivre un certain nombre d'années dans les pays du soleil, où règne une chaleur modérée, mais constante. Le régime végétal et l'habitude des exercices corporels sont ce qu'il y a de plus utile pour prévenir la *goutte* et le *rhumatisme*. C'est enfin pour les *maladies nerveuses spasmodiques, convulsives ou mentales* qu'engendre la civilisation raffinée des villes, et surtout des grandes capitales, qu'un régime fortement animalisé et qu'une éducation forte et virile arrivent à empêcher leur développement si funeste à la race.

Ici il y a une précaution à prendre si le mal est d'origine maternelle, il faut interdire absolument la lactation qui ajouterait un mal à un autre.

Je ne veux pas m'étendre davantage sur ce sujet. Ce que j'ai dit suffit pour faire comprendre la pensée générale du traitement préventif des maladies héréditaires quand il y a lieu de croire qu'elles menacent un enfant, ou même quand elles ont donné quelque indice de leur prochaine manifestation. Une fois écloses, il ne faut pas les croire au-dessus des ressources de l'art ni penser qu'elles soient incurables. Cela est à craindre, mais il n'y a rien d'absolu à cet égard. Il faut les traiter comme si l'on avait affaire à une maladie acquise et par les mêmes remèdes prolongés pendant un peu plus de temps.

La syphilis héréditaire communiquée aux enfants par le père ou la mère, guérit très bien et très complétement par l'iodure de potassium. Certaines difformités ou taches de naissance guérissent également seules ou opérées selon la règle. L'héméralopie, l'hémorrhaphilie, le rachitisme héréditaire ont été guéris par des moyens appropriés, et il en est de même d'un certain nombre de cas de scrofule, d'herpétisme, de goutte, d'épilepsie, d'aliénation, etc., observés aux différents âges de l'enfance, de la jeunesse ou de la virilité. Ce n'est pas ici le lieu d'indiquer tous les remèdes employés contre ces maladies ou contre ces diathèses compliquées d'une influence d'hérédité; mais ce qu'il importait d'établir, c'est le fait incontestable d'une guérison possible, même au milieu de conditions en apparence si fâcheuses. Quant au traitement en lui-même, on le trouvera longuement exposé dans tous les traités de médecine et je n'ai pas à en parler ici.

LIVRE III.

DES SOINS A PRENDRE PENDANT LA GROSSESSE.

Chacun connaît assez bien les précautions que les femmes doivent prendre dans le cours de la grossesse pour ménager leur santé ; mais on ignore généralement qu'elle est l'influence de leurs écarts de régime et de leurs imprudences sur l'état de l'enfant. La science en est même à désirer une bonne monographie qui indique l'action des différentes maladies de la femme grosse sur le produit de la conception. On ne sait encore d'une manière positive quel est le dommage éprouvé par le fœtus, d'abord *sous la seule influence d'une affection grave de la mère*, et ensuite *sous celle des agents thérapeutiques employés contre cette affection.*

Les femmes enceintes doivent, à l'égard de leur santé, pour prévenir l'avortement et les accidents graves qui lui succèdent, prendre quelques précautions et se soumettre à un genre de vie tout particulier. Il faut qu'elles cessent de courir et de danser ; qu'elles s'interdisent pendant quelques mois les voyages fatigants ; qu'elles ne fassent pas de promenades dans une voiture mal suspendue ;

en un mot, elles doivent éviter l'extrême fatigue et les mouvements violents, qui ébranlent les organes renfermés dans le bas-ventre et qui peuvent être cause d'une fausse couche.

Vêtements. — Les femmes doivent porter des vêtements assez larges pour ne pas gêner l'ampliation des parois de l'abdomen. Elles ne mettront pas de corset ou seulement un corset à élastiques peu serré, indispensable à la toilette, et elles se couvriront les parties inférieures d'un caleçon de toile ou de laine, pour que le ventre, qui pousse les jupes en avant et qui se trouve dès lors exposé à l'air froid dans sa partie basse, ne soit pas fâcheusement impressionné par cet agent.

Nourriture. — Les femmes doivent bannir de leur alimentation les aliments trop excitants ou fortement épicés, user avec modération des boissons alcooliques ou excitantes, telles que le vin, le café, le thé, qui accélèrent la circulation d'une manière dangereuse pour l'enfant.

Il faut qu'elles soient dirigées dans cette circonstance par un médecin, qui règle leur alimentation d'une manière convenable, qui les instruise du danger qui résulte, pour l'enfant et pour le développement du mamelon, de la constriction du ventre et des mamelles par un corset trop serré ou par des vêtements trop étroits. Il devra leur conseiller l'exercice en plein air, par tous les temps, mais surtout au soleil, et les empêcher de marcher jusqu'à lassitude. De cette manière, les femmes ne sont pas esclaves ni tenues à un repos trop absolu, comme on l'a quelquefois prescrit; leur vie est en rapport avec leur position. C'est à elles de suivre ces préceptes, pour ne pas compromettre leur santé et pour amener, au terme de la grossesse un enfant robuste et bien conformé.

Bains. — Les jeunes femmes qui ont l'habitude de prendre fréquemment des bains, doivent s'en abstenir dans les premiers mois de la grossesse. Elles ne doivent se baigner que rarement et ne séjourner que peu de temps sous l'eau. Cette manière de faire est surtout importante pour les femmes qui sont à leur première grossesse ou qui sont un peu faibles, maladives ou chlorotiques; c'est alors que les fausses couches se font avec la plus grande facilité.

Dans ces cas, il faut prendre des bains très courts, tièdes, et n'y pas séjourner plus de dix minutes. C'est une immersion plutôt qu'un bain, mais la propreté n'exige pas davantage. On peut mettre dans l'eau du bain une livre d'amidon, un sachet de son, ou mieux, 200 grammes de carbonate de soude, agent qui enlève rapidement toutes les sécrétions de la peau.

Après le quatrième mois, et quand la femme a senti remuer, elle peut prendre plus souvent des bains et y séjourner davantage sans crainte d'accident.

CHAPITRE PREMIER.

LES FEMMES QUI VEULENT NOURRIR LEUR ENFANT DOIVENT PRÉPARER LES BOUTS DE LEURS SEINS.

Les jeunes femmes enceintes pour la première fois n'ont que très rarement les bouts de sein suffisamment développés. A peine apparent, ou rentré dans la glande trop comprimée par le corset, le mamelon ne peut servir à l'allaitement du nouveau-né. C'est là très souvent un obstacle sérieux qui empêche les jeunes mères de nourrir avec succès. Dans ce cas, les jeunes femmes doivent abandonner le corset qui comprime le mamelon, et le remplacer par un corset très large, élastique, avec de vastes goussets; elles doivent encore, si le bout du sein est peu apparent ou rentré en lui-même, se préparer d'avance à le faire sortir. Elles pourront y réussir en exerçant elles-mêmes sur le bout du sein des succions répétées au moyen d'une pipe de verre ou d'une ventouse disposée à cet effet.

CHAPITRE II.

ACCIDENTS DE LA GROSSESSE.

Les accidents de la grossesse sont personnels à la mère et au fœtus.

Parmi ceux dont se plaignent les jeunes femmes, nous citerons l'*inappétence*, les *nausées*, les *vomissements*, les *étourdissements* et les *vertiges de la pléthore* ou *de l'anémie*, la *leucorrhée*, les *troubles sensoriels*, etc., etc.

Anorexie, nausées, vomissements.

Un des premiers accidents de la grossesse, peu désagréable d'ailleurs, c'est le dégoût des aliments, c'est-à-dire l'*inappétence* ou l'*anorexie*. Les femmes ne veulent pas manger ou ont pour l'odeur de la cuisine et pour certains aliments une répugnance qui va jusqu'au dégoût. La viande, particulièrement, leur répugne à voir et elles n'en peuvent manger; elles ont au contraire du goût pour les salaisons, le vin, les fruits, la salade ou même des choses qu'on ne mange pas habituellement. Sauf ces dernières fantaisies qu'il faut combattre, les femmes feront bien de prendre tous les aliments qui leur font plaisir. Pourvu qu'elles mangent, peu importe ce qu'elles prennent, si elles y trouvent une certaine quantité de matière nutritive.

Les *nausées* ont quelque chose de plus désagréable. Une continuelle envie de vomir, des éructations aigrelettes, des eaux acides dans la bouche sont très difficiles à supporter. Ce sont des incommodités contre lesquelles il y a peu de chose à faire. Néanmoins, le vin pur sucré, l'eau de Mélisse, les eaux gazeuses, le vin mousseux, les acides, la teinture d'iode opiacée, peuvent rendre service et soulager beaucoup les jeunes femmes qui sont dans cette situation.

Les *vomissements* sont au moins aussi fréquents que les nausées au début de la grossesse. Quelques femmes ne vomissent pas, mais c'est une exception. D'autres vomissent à une première grossesse et ne vomissent pas à une grossesse suivante, d'où certaines idées populaires, fort répandues, attribuant la présence des vomissements, tantôt à la gestation des garçons, tantôt à la gestation des filles. C'est là une de ces erreurs comme il en règne tant et qui n'ont d'autre base que la crédulité publique.

Le vomissement, sa fréquence et sa persistance n'indiquent absolument rien quant au sexe de l'en-

fant procréé. C'est un accident sympathique comme
l'anorexie, et certains autres troubles nerveux sensoriels, et il est impossible d'en donner une autre
explication.

Les vomissements se montrent quelquefois dès
le début de la grossesse à sa première heure, si
l'on peut ainsi dire, mais ordinairement, ils ne
viennent qu'au bout de quinze jours, d'un mois,
et ils durent pendant deux, trois ou quatre mois.
Ils cessent peu à peu et n'existent plus à la fin de
la gestation. Il est très rare de les voir persister
jusque-là. Chez quelques femmes, ces vomissements, par leur fréquence, par leur durée et par
leur abondance, deviennent une cause d'affaiblis-
sement excessif et constituent un véritable péril
pour la vie. A ce degré, on les désigne sous le
nom de *vomissements incoercibles*. Les femmes
ne peuvent rien prendre sans vomir, elles ne gar-
dent aucune boisson et aucun aliment, elles s'é-
puisent, leur système nerveux s'irrite, tous les
sens se troublent, et il en résulte des désordres
d'innervation générale connus sous le nom d'état
nerveux chronique ou de nervosisme (1). Elles
tombent dans un état de marasme qui se termi-

(1) *De l'état nerveux aigu et chronique ou nervosisme*, Paris,
1861, in-8, p. 270.

nerait par la mort, si des remèdes appropriés et, au besoin l'avortement provoqué, ne venaient arrêter le vomissement et l'inanition qu'ils entraînent.

Les vomissements de la grossesse peuvent être diminués ou suspendus par les aliments froids et les boissons glacées, par les préparations ferrugineuses, par le suc de citron, l'eau de Seltz, de Saint-Galmier, de Bussang, de Saint-Alban, etc., par les vins mousseux, par le sirop de teinture d'iode opiacé, par le sous-nitrate de bismuth à 3 et 4 grammes, par 1 ou 2 centigrammes d'opium avant les repas, par la belladone, etc. Mais, si, malgré ces moyens, ils persistaient au point de compromettre la vie de la mère, il y aurait lieu de se réunir avec d'autres confrères pour décider s'il ne conviendrait pas de sacrifier l'enfant. L'abstention en pareille matière fait inévitablement deux victimes. Mieux vaut, quand la question est ainsi posée, la résoudre en essayant de sauver la mère. C'est ainsi que font aujourd'hui la plupart des accoucheurs. Toutefois, il y a ici une distinction à faire. Au septième mois, quand l'accouchement prématuré peut sauver la mère et l'enfant, il ne faut pas hésiter à employer les manœuvres nécessaires à provoquer l'expulsion du fœtus; mais, avant cette époque, les opinions sont partagées et il y a des accoucheurs

qui ne croient pas utile de provoquer l'avortement. M. Cazeaux est de ce nombre. Il ne croit
pas que l'opération fasse disparaître les vomissements, et il pense que dans beaucoup de cas on a
pu différer et voir la grossesse se terminer d'une
façon avantageuse. C'est là une question des plus
délicates, et qu'un médecin ne doit jamais résoudre seul. Dans un cas pareil, s'il croit la femme en
danger, il doit prendre l'avis de ses confrères et ne
rien entreprendre qui n'ait reçu leur assentiment
ou celui de la famille.

Constipation.

La constipation est un phénomène très ordinaire
chez les femmes enceintes. Elle est souvent le résultat d'une disposition naturelle, mais, chez plusieurs d'entre elles, il faut la regarder comme la
conséquence de la gestation, soit à cause de l'état
chlorotique qu'elle produit, soit à cause de la
pression que la matrice très développée exerce sur
le rectum. Elle doit être combattue par les lavements émollients ou purgatifs, par les laxatifs et
quelquefois par de légères purgations.

Hémorrhoïdes et varices.

L'état de grossesse, en raison du volume de la
matrice qui presse sur les veines de la partie infé-

rieure du ventre et de l'intestin, détermine la stase veineuse des jambes, du rectum et la formation de tumeurs hémorrhoïdaires plus ou moins douloureuses au pourtour de l'anus.

Les varices des jambes doivent être maintenues par un bas élastique d'une très faible pression et elles disparaissent par l'accouchement.

Contre les hémorrhoïdes, il faut employer les lavements émollients et les lavements purgatifs, les lavements froids, les compresses d'eau froide, l'onguent *populeum* et les suppositoires de beurre de cacao, les suppositoires de ratanhia, etc., etc.

Pléthore.

L'état de grossesse modifie rapidement et profondément le sang. Il en résulte rapidement un état particulier que révèlent la céphalalgie, la lourdeur de tête, les bouffées de chaleur, les étourdissements, les congestions locales, quelques hémorrhagies, etc., etc. C'est à l'ensemble de ces malaises qu'on donne le nom de *pléthore*, et il résulte, soit de l'augmentation de la masse du sang, avec accroissement du chiffre de ses globules rouges, ce qui est rare, soit, au contraire, de l'augmentation de l'eau du sang, avec diminution de ce même chiffre des globules.

Quand il y a augmentation de la masse du sang avec augmentation des globules, il y a *pléthore vraie*, et la pléthore est dite *fausse pléthore* ou *pléthore séreuse* quand l'augmentation de la masse du sang coïncide avec la diminution des globules sanguins.

Les analyses de MM. Andral et Gavarret, Becquerel et Rodier, enfin celles de M. Regnault ont mis le fait hors de doute.

Ainsi, sur 34 saignées faites en différentes époques de la grossesse, MM. Andral et Gavarret n'ont vu qu'une fois le chiffre des globules s'élever à 145 millièmes, et une fois à 128 millièmes, qui est la moyenne de l'état physiologique. Dans les 32 autres cas, le chiffre des globules variait de 125 à 95 millièmes, proportion bien inférieure à ce qu'elle devrait être.

Pour la fibrine, du premier au sixième mois, sa proportion est restée normale ou à peu près, mais du sixième au neuvième, elle s'est élevée à 3, 4, et près de 5 millièmes.

De son côté, M. Regnault a voulu rechercher les altérations de la grossesse sur 25 femmes, à différentes époques de la gestation, et voici ce qu'il a trouvé :

TABLEAU *indiquant la composition de 1,000 parties de sang chez 25 femmes à différentes époques de la gestation.*

N°s.	ÉPOQUES de la grossesse.	AGE.	FIBRINE	ALBU- MINE.	GLO- BULES.	PRINCIPES fixes du sérum moins l'albu- mine.	EAU et principes volatils.
1	2e mois......	10	2,60	70,50	125,35	11,75	789,80
2	Fin du 2e mois.	21	2,80	70,18	126,40	9,30	991,32
3	3e mois......	32	2,70	67,30	122,60	10,20	797,20
4	3e mois......	27	1,98	70,25	126,22	8,65	792,60
5	3e mois 1/2..	18	2,90	68,09	116,91	11,40	800,70
6	4e mois.......	39	2,40	69,35	127,18	10,50	790,57
7	5e mois......	31	2,43	69,40	123,90	8,75	795,52
8	6e mois 1/2...	29	2,80	68,85	99,76	10,50	818,09
9	7e mois......	27	3,25	69,20	120,40	7,90	799,25
10	7e mois.......	35	2,79	68,30	107,92	9,75	811,24
11	7e mois......	22	3,20	68,66	118,40	10,20	799,54
12	7e mois 1/2...	23	4,16	69,18	99,41	8,43	818,82
13	7e mois 1/2...	19	3,30	69,07	112,50	9,65	805,48
14	7e mois 1/2...	25	2,78	65,43	100,77	10,20	820,82
15	8e mois......	29	3,31	66,18	115,44	9,43	805,62
16	8e mois......	38	3,74	64,92	99,36	11,20	820,78
17	8e mois......	20	4,16	67,20	103,40	9,50	815,74
18	8e mois 1 2...	22	4,47	66,82	95,60	10,95	822,16
19	9e mois......	25	3,70	68,25	108,90	9,85	809,50
20	9e mois......	24	4,89	65,47	91,40	10,75	827,49
21	9e mois......	33	4,42	66,38	115,25	9,24	804,71
22	9e mois......	27	3,69	64,45	90,20	10,40	831,26
23	9e mois......	25	4,39	65,80	94,90	11,65	823,36
24	9e mois......	28	3,86	68,92	102,80	9,96	814,46
25	9e mois......	26	4,28	66,27	99,75	9,80	819,90

Les modifications du sang de la femme enceinte sont donc, pour les six premiers mois, augmentation de la masse du sang avec conservation, accroissement ou diminution du chiffre des globules rouges, et maintien de la proportion normale de fibrine; pour les trois derniers, au contraire, augmenta tion de la masse du sang, conservation, accroissement ou diminution des globules et augmentation du chiffre de la fibrine.

Quand il y a *vraie pléthore*, ce que l'on reconnaît aux signes extérieurs fournis par la constitution, et aux accidents de congestion sanguine de la tête ou des différents organes, la saignée est absolument nécessaire, mais il ne faut pas la pratiquer à la légère, et on doit attendre que des malaises bien caractérisés aient rendu l'opération indispensable.

S'il y a *fausse pléthore*, ou *pléthore séreuse*, il faut éloigner l'idée de la saignée et détruire les accidents de gastralgie, d'étourdissements, de tintements d'oreille par les préparations de fer et de quinquina, par le séjour à la campagne, etc. Si les phénomènes de congestion vers la tête ou sur les viscères sont trop considérables, on est quelquefois obligé de recourir à la saignée qui produit un soulagement momentané, mais il faut peu après revenir immédiatement aux préparations ferrugineuses et au quinquina.

Les accidents qui, dans le cours de la grossesse, peuvent altérer la santé de l'enfant et même occasionner sa mort sont : la *syphilis*, les *coups sur le ventre* et les *chutes sur le siége*, la *pléthore*, les *impressions morales trop vives éprouvées par la mère*, et les diverses maladies dont elle est affectée.

Coups sur le ventre.

La mort de l'enfant est souvent le résultat de *coups sur le ventre*, ou des chutes que peuvent faire les femmes. C'est un fait généralement admis et sur lequel il est inutile d'insister davantage. Si la grossesse est avancée et que l'enfant ait manifesté sa présence par des mouvements intérieurs actifs, ces mouvements cessent, et au bout de quelques jours l'avortement a lieu.

Effets de la pléthore sur les enfants.

Les médecins reconnaissent volontiers les accidents de *pléthore* qui surviennent dans le cours de la grossesse. Cette disposition est d'ailleurs caractérisée par des symptômes de lourdeur de tête, de somnolence, d'étourdissements, etc., tellement évidents, qu'il est souvent impossible de la méconnaître ; mais ce qui est moins connu, c'est l'influence de la pléthore sur le produit de la conception. Dans cet état, l'utérus est fortement contracté et pressé davantage sur le produit de la conception, dont les membres sont quelquefois, en raison de cette contraction, maintenus dans une position vicieuse. De là résultent peut-être un certain nombre de difformités congénitales qu'il est facile de prévenir par la saignée. En effet, les femmes accusent presque toujours, après cette petite opération, un bien-être particulier ; et la plupart assurent que, sous son influence, les mouvements de l'enfant sont devenus plus fréquents, plus vifs, et en quelque sorte plus faciles. S'il en est ainsi, il faut convenir que la pléthore a, non-seulement des inconvénients pour les mères, mais encore pour l'enfant qui est renfermé dans leur sein.

Impressions morales.

Les *impressions morales* vives que peuvent éprouver les femmes sont plus fâcheuses pour elles que pour leur enfant. Il y a dans la grossesse une telle exaltation de la sensibilité, que des causes morales sérieuses peuvent amener un état d'irritation fort extraordinaire et quelquefois très dangereux. Quelques femmes tombent véritablement dans un complet état d'aliénation mentale et se portent aux actions les plus extravagantes. Quant aux envies de femmes grosses, comme on le dit vulgairement, il n'y a aucun inconvénient à les satisfaire

quand elles ne sont pas déraisonnables, mais on
ne doit pas hésiter à les combattre dès que ce sont
des fantaisies inconvenantes ou ridicules. On n'a
rien à craindre de cette mesure ; la femme se con-
sole et prend son parti quand elle voit qu'il est
impossible de satisfaire à ses désirs, et l'enfant ne
saurait être rendu sérieusement malade par cette
contrariété de la mère.

Il paraît certain, cependant, qu'il y a entre
l'innervation maternelle et celle du fœtus un rapport tel que les impressions de l'une se transmettent à l'autre. La communication visible n'existe
pas et personne ne songerait à l'affirmer ; mais
la simultanéité d'impression révélée par les mouvements actifs du fœtus est incontestable. J'ai connu
plusieurs femmes grosses qui, ayant le désir de
manger une friandise ou d'avoir quelque chose qui
leur plaise, sans pouvoir y arriver, voyaient cette
contrariété se traduire par des mouvements tumultueux de l'enfant renfermé dans leur sein. J'en ai
connu d'autres, au contraire, qui, après avoir
éprouvé l'impérieux besoin de se mettre à table
pour contenter leur appétit, ont ressenti en satisfaisant leur goût des mouvements inaccoutumés
très actifs de leur enfant, qui, selon elles, sem-
blaient témoigner de sa part un contentement réel.

Comment expliquer ce fait? Cela est difficile, et je n'y essayerai pas. Il me suffit de l'avoir constaté pour faire comprendre comment autrefois on croyait si fermement à l'influence des impressions morales de la mère sur la production des maladies et des difformités du fœtus.

Il ne faut pas s'effrayer de ce mode d'action de l'influence maternelle, car toutes les fables qu'on a débitées au sujet des maladies du fœtus occasionnées par les envies de la mère sont controuvées par l'observation attentive des faits. Les *envies non satisfaites de là mère* n'ont pas le danger qu'on leur attribue encore si généralement. Les taches de naissance, les vices de conformation des enfants, qu'on rapportait jadis à cette cause, dépendent de circonstances différentes. Il n'est pas une femme grosse qui n'ait eu ses caprices ou quelque désir non satisfait, cependant le terme de la grossesse arrive, et l'enfant vient au monde sans apporter sur lui la difformité qui devait témoigner du mécompte moral de sa mère. Lorsque, au contraire, un enfant est difforme, et le nombre en est petit relativement au nombre des naissances, on cherche, on interroge, et l'on finit par trouver après coup, qu'un jour ou un autre, on a subi *tel regard* ou éprouvé *telle envie extraordinaire*.

Comment ne serait-ce pas vrai, puisque notre vie se passe à désirer ce que nous n'avons point, et qu'il n'y a pas de jour où nous ne puissions nous reprocher d'avoir envié quelque chose d'impossible? C'est, en général, ainsi que se forment ces histoires merveilleuses auxquelles personne aujourd'hui ne saurait ajouter foi, et qui ne sont souvent qu'un résultat de coïncidences inexplicables. Tel est le cas suivant du docteur Kohler :

« Dans la nuit du 21 septembre, j'ai été appelé dans la commune d'Uberstrass pour accoucher la femme d'Antoine Koff. A mon arrivée, voici l'état dans lequel je l'ai trouvée : Agée de vingt-sept à vingt-huit ans, bien constituée, moyenne taille ; ventre peu développé ; en travail depuis quinze heures ; peu de douleurs ou presque point, depuis le commencement. Cependant la tête est au détroit inférieur. Au toucher, je constate une présentation de la face mento-pubienne ; en cherchant les fontanelles, je constate quelque chose d'anormal à la place de la région crânienne, une surface molle et lisse. Je fais part à la sage-femme de mon observation ; alors elle me dit que cette femme, dans un accouchement précédent (un an auparavant), avait mis au monde un monstre, *un enfant anencéphale*, et qu'elle craint que la même chose n'arrive encore. Sans partager les craintes de la sage-femme, je lui dis que je croyais qu'il y avait quelque chose d'anormal. Le travail n'avançait pas, malgré l'administration du seigle ergoté ; je voulus terminer l'accouchement. Je fis une application de forceps, et j'amenai par la face un enfant *anencéphale*, tout semblable au premier, selon le dire de la sage-femme et du mari. Quand ce dernier a vu l'enfant, il s'est écrié aussitôt : « C'est fini, ma pauvre femme, il faut y renoncer, tu n'en auras plus. » Je le fis taire et mettre l'enfant dans un coin de la chambre, pour que l'accouchée ne l'aperçût pas. J'annonçai à cette dernière que l'enfant était mort parce qu'il était resté trop longtemps au passage. Elle me répondit : « Je m'en doute bien, monsieur le docteur, c'est la même chose que la dernière fois. » Le mari, en m'accompagnant, m'a dit que sa femme, pendant tout le temps de sa grossesse, avait toujours eu peur de mettre au monde un enfant semblable au premier. Cette femme a un enfant bien portant et bien conformé de l'âge de quatre ans.

» Il me semble qu'il serait assez difficile d'expliquer physiologiquement ou mécaniquement ce fait. Il est palpable et patent. Je crois qu'il y a peu

d'exemples qu'une femme soit accouchée de deux
enfants anencéphales à un an de distance. Il est
assez difficile de nier ici le rôle qu'a joué l'imagination vivement frappée de la mère. Je suis donc
avec ceux qui croient que l'on ne doit pas trop
dédaigner les *erreurs* de l'antiquité, et que, dans
ce cas, la science des physiologistes modernes
pourrait bien être en défaut (1). »

Les maladies de la mère pendant la grossesse
sont bien plus redoutables, car elles ont chacune
leur influence sur le produit de la conception. Ce
sujet sera traité dans un chapitre spécial, en même
temps que ce qui a rapport à l'influence de la
nourriture sur la santé des enfants. Contentons-
nous de dire que parmi ces maladies, les unes déterminent l'avortement : tels sont le choléra (2),
la variole confluente, la fièvre typhoïde grave, la
syphilis, certaines fongosités non syphilitiques du
col de la matrice accompagnées de pertes blanches
abondantes, etc.; les autres altèrent la santé du
fœtus : ce sont la variole discrète, la syphilis, les
scrofules et quelques maladies chroniques; et enfin
qu'un petit nombre, dans lequel il faut placer la

(1) *Union médicale,* octobre 1861.
(2) E. Bouchut, *Du choléra dans la grossesse (Gazette médicale,* 1849).

pneumonie, ne paraissent avoir qu'une médiocre influence sur la santé des enfants.

On a dit, mais à tort, que le traitement mercuriel était une cause d'avortement, c'est une grave erreur; il en est, au contraire, le meilleur préservatif, du moment où il guérit la syphilis, sa cause occasionnelle la plus fréquente.

LIVRE IV.

DES SOINS A DONNER AUX ENFANTS APRÈS LEUR NAISSANCE.

Les premiers soins sont donnés à l'enfant par l'accoucheur. Après avoir reçu l'enfant, il le dépose entre les jambes de la mère, couché sur le côté, la tête tournée du côté opposé à la vulve, afin que les eaux et le sang, sortant de l'utérus, ne puissent obstruer sa bouche et ses narines. Cette position facilite en outre l'écoulement des mucosités et de l'eau qui est quelquefois contenue dans l'arrière-bouche. Il déroule et dégage le cordon ombilical pour le couper à deux pouces de l'abdomen. Après cette section, l'accoucheur tient le cordon dans ses doigts pour s'opposer à l'hémorrhagie, si celle-ci est à craindre; il laisse perdre du sang à l'enfant, si cela est nécessaire, et il pratique la ligature d'abord sur le bout qui tient à la mère et ensuite sur le bout fixé à l'ombilic de l'enfant avec un double fil noué à 1 centimètre de la peau. Il faut, avant de serrer le fil, voir chez l'enfant s'il n'y a pas de hernie ombilicale se prolongeant dans l'épaisseur du cordon, afin de ne pas lier une anse intestinale, ce qui entraînerait la mort, comme on l'a vu plus d'une fois. Si la hernie existait, il faudrait la réduire avec le doigt, et la maintenir en place pendant le temps nécessaire à serrer la ligature.

Une fois le cordon coupé et la ligature faite, le corps de l'enfant sera débarrassé des matières grasses, cérumineuses, du sang et de l'eau qui recouvrent sa peau, soit avec la main enduite de cérat ou de beurre, avec de l'huile d'olive, et mieux encore avec un jaune d'œuf qui se mêle facilement à l'eau. On donne ensuite un bain tiède à 28° centigrades, qui permet de bien nettoyer la peau. L'accoucheur examine la force et la constitution des enfants, leur volume, leur poids, qui varie de 2800 à 3500 grammes, la coloration de leur peau, leurs difformités, etc.

CHAPITRE PREMIER.

DES VICES DE CONFORMATION.

Il faut que le médecin examine avec soin l'état des ouvertures naturelles pour voir si elles ne sont pas le siége d'un vice de conformation auquel il faudrait remédier immédiatement. Le bec-de-lièvre, l'imperforation de l'anus et du méat urinaire sont dans ce cas.

Les autres difformités, telles que les taches de naissance, les pieds bots, et toutes celles enfin qui sont compatibles avec la vie ne doivent être traitées qu'un peu plus tard.

CHAPITRE II.

REJET DU MÉCONIUM.

Peu après sa naissance, l'enfant doit rendre les excréments accumulés dans l'intestin pendant tout le cours de la gestation, et qu'on appelle du *méconium*, en raison de sa couleur semblable à celle du suc de pavot.

Si le méconium n'est pas rendu dix à douze heures après la naissance, sa rétention peut donner lieu à des accidents plus ou moins graves. Au bout de vingt-quatre heures, les enfants s'agitent, se tordent et crient par suite de coliques, ils vomissent et ont quelquefois des convulsions internes ou de l'éclampsie.

La rétention du méconium peut être le résultat d'un spasme du sphincter de l'anus ou d'une atonie des voies digestives, en général, chez des enfants qui sont faibles et ont souffert au passage.

Le premier lait, ou *colostrum*, qui généralement suffit pour faciliter l'expulsion du méconium, ne peut y réussir dans ces circonstances, et il faut aider à son action par d'autres moyens. Des suppositoires de beurre de cacao, des lavements, des bains tièdes, des fomentations émollientes sur le ventre peuvent d'abord être employés ; mais si cela ne réussit pas à provoquer la sortie du méconium, il faut, sans plus tarder, donner les sirops faiblement purgatifs, ordinairement employés dans la circonstance.

Le sirop de chicorée composée, à la dose de 15 à 30 grammes, dans un peu d'eau sucrée, par cuillerées, l'huile d'amandes douces et la marmelade de Tronchin suffisent toujours pour obtenir le résultat qu'on désire.

Quand l'enfant a été bien lavé, on le place dans des serviettes chaudes pour absorber toute humidité, et on examine les ouvertures naturelles pour savoir si elles sont bien conformées et s'il n'y a pas ailleurs de vice de conformation.

CHAPITRE III.

TOILETTE DES ENFANTS.

L'accoucheur enveloppe le bout du cordon ombilical avec une compresse ployée en quatre, et le maintient appuyé sur le ventre avec un petit bandage de corps ou une petite bande de toile. Ensuite il procède à la toilette et à l'habillement avec les pièces qui composent le vêtement, soit le maillot moderne, composé d'une chemisette et d'une brassière de laine, d'un fichu de cou, de deux langes de toile et d'un de laine pour envelopper les parties inférieures du corps, et de deux bonnets de toile pour la tête, soit, au contraire, avec les pièces d'habillement dits à la *mode anglaise.* Alors les enfants sont laissés libres de tout enveloppement inférieur. Un lange de toile en triangle, placé autour des reins et dont les pointes sont ramenées en avant, entoure le siége pour recevoir l'urine et les matières ; l'enfant a des bas, et on l'habille tout de suite en robe décolletée à manches courtes. Cette mode a l'inconvénient de laisser les jambes, les bras, le cou trop découverts et trop à l'impression du froid, ce qui nuit très souvent aux enfants et peut les rendre malades.

CHAPITRE IV.

DE LA PREMIÈRE SORTIE DES NOUVEAU-NÉS.

Quelques médecins pensent qu'on doit faire sortir les enfants dès les premiers jours de leur vie, comme ils soutiennent qu'il faut les conduire dehors par tous les temps. C'est un moyen de les habituer, dit-on, à l'air, au froid et à toutes les vicissitudes de l'atmosphère. Jadis. on conseillait aussi de baigner les nouveau-nés à l'eau froide après leur naissance, pour les fortifier, et, en effet, on ne voyait survivre que les plus forts d'entre les enfants.

Tous ces moyens, ou plutôt toutes ces imprudences se valent. L'usage des immersions du nouveau-né dans l'eau froide est complétement abandonné, au moins dans notre pays, et j'espère que le système absolu des *sorties par tous les temps* le sera à son tour. Rien n'est plus dangereux, selon moi, que de conduire un nouveau-né à l'air des jardins publics dans les saisons froides de l'année.

On sait, depuis les recherches de Williams Edwards sur les jeunes animaux qui viennent de naître, et par les statistiques de M. Villermé sur la mortalité des enfants dans la saison froide et dans le nord de la France, que les décès dans la première année de la vie sont proportionnellement plus nombreux dans les régions septentrionales de la France, et partout dans l'hiver, que dans les départements du sud et dans les mois d'été. C'est là un point acquis à la science, sur lequel tout le monde est d'accord.

En présence d'un pareil fait, sur lequel je me propose de revenir plus loin en parlant de la mortalité des jeunes enfants, je défends la sortie des nouveau-nés avant la chute du cordon, et souvent même avant le dixième jour révolu dans l'hiver, ou dans les temps froids. Il y a un véritable danger à enfreindre cette règle.

Comment faire cependant? Ne faut-il pas présenter les enfants à la mairie pour la déclaration de la naissance et à l'église pour recevoir le baptême. Cela est vrai. La loi est formelle dans un cas, et c'est la foi qui nous oblige dans l'autre. Pour le moment, nous n'avons qu'à obéir ; mais je protesterai contre une pratique essentiellement mauvaise, contraire aux préceptes de l'hygiène et préjudiciable aux intérêts de l'humanité.

Bien des fois déjà des réclamations se sont fait entendre, et dans quelques localités, à Paris même, dans quelques arrondissements, l'officier de l'état civil a dispensé de la présentation à la mairie les nouveau-nés trop faibles, ou arrivés au moment où la température est très froide. Quelques évêques ont fait administrer le baptême à domicile; mais toutes ces mesures sont exceptionnelles et s'inspirent du privilége de la haute naissance, de la fortune, de l'amitié; en un mot, de la faveur. En pareille matière, le privilége est particulièrement blâmable et ne se justifie point. Pourquoi, s'il y a danger de mort à sortir un nouveau-né quand il fait très froid, obliger les uns à une présentation à la mairie qui entraîne presque partout la présentation à l'église, quand on en dispense les autres? Une semblable raison exclut toute faveur, et pour l'autorité, la vie des enfants riches ne mérite pas plus de sollicitude que la vie des enfants pauvres. — Il faut donc aviser, modifier la loi, si cela est nécessaire, ou la changer en pratique, comme on a fait pour la loi impraticable de la constatation des décès, si l'on s'en tient à la lettre du Code civil.

En cas de décès, la loi oblige le maire à constater la mort; mais, sans avoir été rapportée, cette loi ne s'exécute point, et l'officier de l'état civil délègue ses pouvoirs à un médecin, seul capable de distinguer la vie de la mort (1).

Sans rapporter davantage la loi des naissances, on peut la modifier d'une façon analogue. De même qu'un médecin délégué du maire constate la réalité des décès, de même la déclaration du médecin des familles, ou celle d'un délégué du maire, pourrait suffire à la *constatation des naissances*. Un médecin de Paris, M. le docteur Loir, a déjà traité cette question, mais sa voix n'a pas encore été entendue. Espérons que tôt ou tard cependant il lui sera donné de voir la réalisation de cette importante réforme. Il est impossible que les choses restent dans l'état actuel, préjudiciable aux intérêts de tous.

Rien ne serait facile à faire comme cette modification au mode usité de la déclaration des naissances par la présentation à la mairie. La loi dit :

« ART. 55. Les déclarations de naissance seront faites dans les trois jours de l'accouchement à l'officier de l'état civil du lieu : l'enfant lui sera présenté. »

D'abord on pourrait allonger le délai et le fixer à huit jours, en laissant à chacun la liberté de

_____

(1) E. Bouchut, *Traité des signes de la mort et des moyens de prévenir les enterrements prématurés*, ouvrage couronné par l'Institut. Paris, 1849, p. 221.

venir plus tôt. Cette mesure éloignerait déjà beaucoup de chances de mort chez les enfants.

On pourrait aussi, à l'instar du service de la vérification des décès à domicile par un médecin, faire également à domicile la constatation des naissances moyennant une faible rétribution, et en laissant *facultative* la présentation du nouveau-né à la mairie. Comme il faut, en général, prendre une voiture pour conduire les enfants à la mairie pendant l'hiver, ce qui n'écarte pas le danger pour les enfants, ces familles aimeraient certainement mieux, dépense pour dépense, donner une indemnité de déplacement au délégué de M. le maire.

En résumé, il y a danger à sortir les nouveau-nés dans les temps froids, et il serait heureux qu'on dispensât les familles de la présentation à la mairie, en organisant un service facultatif de constatation des naissances à domicile, moyennant une indemnité de la part des parents.

LIVRE V.

DE L'ALLAITEMENT.

Pour diriger convenablement l'allaitement, le médecin doit étudier avec le plus grand soin la santé du père, de la mère, des grands-parents et des ascendants collatéraux. C'est le meilleur moyen de connaître la nature et le tempérament du nouveau-né à élever, et de donner à son hygiène comme à son alimentation une direction convenable.

Le médecin est d'ailleurs toujours consulté par les mères pour savoir si elles peuvent nourrir, si leur constitution et leur santé ne s'y opposent pas, si la configuration des seins le leur permet, et enfin sur le choix d'une nourrice dans le cas où on ne les juge pas aptes à commencer l'allaitement.

Je vais indiquer, en conséquence, les conditions physiques que doit présenter une femme qui veut nourrir son enfant, et cela aux différents points de vue qui suivent : 1° la constitution de la mère et les maladies de famille ; 2° la conformation des mamelles ; 3° la sécrétion spéciale de ces glandes avant l'accouchement ; je parlerai ensuite de l'allaitement proprement dit, de l'allaitement maternel, de l'allaitement par les nourrices.

CHAPITRE PREMIER.

DES CONDITIONS DE SANTÉ D'UNE MÈRE QUI VEUT NOURRIR ET DES MALADIES DE FAMILLE.

Lorsque la constitution des femmes est altérée par quelque maladie générale, facile à apprécier, ou dont le développement ultérieur possible est indiqué par des maladies héréditaires constatées dans la famille, il faut les empêcher d'entreprendre l'allaitement de leurs enfants. On ne saurait, à cet égard, apporter trop de prudence et remédier de bonne heure à la viciation originelle de la constitution du fœtus, pour corriger par l'alimentation donnée par une nourrice étrangère, bien portante, les vices héréditaires qui tôt ou tard se développent chez les enfants.

Les femmes qui, par une consanguinité directe ou rapprochée, appartiennent à une race *scrofuleuse, phthisique* ou *tuberculeuse, névropathique* avec épilepsie, aliénation, etc. ; *cancéreuse, rachitique, goutteuse* ou *syphilitique*, doivent réfléchir mûrement avant de donner le sein à leur enfant. Elles ne peuvent nourrir, dans des cas exceptionnels, que lorsqu'elles sont fortes, bien constituées, et il faut que, du moins en apparence, elles ne présentent *aucun symptôme* de ces affections héréditaires. Dans ce cas, elles doivent s'interdire l'allaitement.

On doit, en outre, tenir compte de la santé du père, car il est possible que l'alliance ou le croisement avec une meilleure race ait imprimé au produit de la conception une vitalité toute différente de celle qui serait résultée de l'alliance de deux familles viciées dans leur origine ou dans leur constitution.

Il faut que le médecin sache apprécier la nature du produit de la conception d'après la santé du père et de la mère, et détermine si la disposition fâcheuse de la mère peut être corrigée par l'imprégnation du père, et réciproquement. Dans le cas où il resterait des doutes dans son esprit, il n'y a pour lui qu'un moyen de résoudre la question, c'est de confier l'enfant à une nourrice étrangère.

A part cet état général de la mère, sa constitution actuelle ou sa disposition héréditaire, il est des femmes que l'on pourrait croire aptes à nourrir leur enfant, et qui cependant ne peuvent entreprendre cette tâche. On en juge d'après les caractères variables du produit de la sécrétion mammaire aux derniers moments de la grossesse. Je les indique plus loin; toutefois il faut dire que ces caractères n'ont qu'une signification assez restreinte. S'ils manquent, ils ne peuvent régler la conduite du médecin, pour savoir si la femme doit ou ne doit pas nourrir. Lorsqu'ils existent, au contraire, ils doivent être pris en grande considération.

Ainsi, il est des femmes dont la constitution est

évidemment viciée, qui, avant l'accouchement, ont une sécrétion mammaire satisfaisante, et qui ne doivent pas nourrir. Dans ce nombre, il faut ranger les femmes tuberculeuses et atteintes de phthisie pulmonaire.

Il en est d'autres, au contraire, tuberculeuses ou non tuberculeuses, qui présentent avant l'accouchement une sécrétion mammaire altérée, d'après laquelle on peut les juger incapables d'entreprendre l'allaitement.

CHAPITRE II.

UNE FEMME QUI VEUT NOURRIR DOIT COMMENCER A SON PREMIER ENFANT.

Quand une jeune femme peut nourrir, il faut qu'elle commence à son premier-né ; c'est le moyen de bien réussir dans cette tâche et d'éviter de grandes souffrances. En effet, la femme récemment accouchée, qui donne à teter, a des contractions utérines, dites *tranchées*, très douloureuses, qui sont faibles après le premier accouchement, et qui sont tellement fortes après le second et le troisième, qu'on peut à peine les supporter. Entreprendre l'allaitement dans ces conditions, c'est le rendre infiniment plus douloureux qu'il n'eût été sans cela.

Il en est de même des inflammations du sein, qui sont plus fréquentes quand on nourrit à un second ou troisième accouchement sans avoir nourri le premier-né.

Ces objections ne doivent pas empêcher une mère de nourrir elle-même ses enfants, mais elles signifient qu'en prenant cette détermination, il ne faut pas la prendre par caprice, et qu'il vaut mieux la prendre au début de· la vie maternelle que plus tard.

CHAPITRE III.

LA SÉCRÉTION DES MAMELLES AVANT L'ACCOUCHEMENT INDIQUE SI UNE FEMME PEUT NOURRIR.

Dès le troisième mois de la grossesse, les mamelles se gonflent et s'arrondissent, les veines sous-cutanées deviennent plus apparentes et couvrent le sein de marbrures bleuâtres, d'autant plus marquées qu'on approche de l'époque de l'accouchement. La peau du sein se fendille quelquefois et se couvre de vergetures comme la peau du ventre. Il se fait presque toujours en même temps dans la glande un travail préparatoire de sécrétion, surtout chez les femmes bien constituées, et d'où résulte un produit particulier. C'est un liquide visqueux, jaunâtre, que l'on peut faire sortir du sein à l'aide d'une pression modérée autour du mamelon. C'est à cette matière lactescente, espèce de lait imparfaitement élaboré, que l'on a donné en médecine le nom de *colostrum*. Quelquefois cette humeur est tellement abondante, qu'elle s'écoule naturellement et d'elle-même par le mamelon.

Il existe un rapport à peu près constant entre la nature de ce liquide sécrété pendant la grossesse, et le lait tel qu'il est fourni après l'accouchement. On peut voir, d'après l'examen du *colostrum* et de ses principaux caractères, ce que sera la sécrétion du lait, quelles seront ses *qualités essentielles* et son abondance. Il n'y a rien là qui doive surprendre, car c'est le même organe qui produit le lait et le colostrum, et il est assez simple de trouver une relation entre ces deux liquides.

Toutefois, comme je l'ai déjà dit, on rencontre des femmes originellement incapables de nourrir, dont le colostrum paraît avoir des qualités satisfaisantes, et qui cependant ne doivent pas allaiter. En conséquence, ce caractère, tout important qu'il est, n'a donc pas de valeur absolue. Il faut, si l'on en tient compte, apprécier en même temps l'état de la constitution des femmes qui se disposent à l'allaitement. Cette considération est encore, en définitive, l'une de celles qui méritent le plus l'attention du médecin.

Il faut, selon M. Donné (1), pour reconnaître les qualités futures du lait, d'après l'examen du colostrum, diviser les femmes en trois catégories : « Dans la première se trouvent celles dont la sécrétion du colostrum est si peu abondante, qu'on peut à peine, à la fin de la grossesse, en obtenir quelques gouttes par la pression de la glande mammaire. C'est que, dans cet état, si l'on examine le colostrum au microscope, on voit qu'il contient un petit nombre de globules de lait mal formés, et seulement quelques corps granuleux (2). Alors le lait sera presque à coup sûr en petite quantité après l'accouchement, pauvre et insuffisant pour la nourriture de l'enfant.

» La seconde catégorie comprend les femmes dont la glande mammaire sécrète un colostrum abondant, mais fluide, aqueux, coulant, facilement semblable à une légère eau de gomme, aussi pauvre que le précédent en globules de lait et en corps granuleux. Dans ce cas, les femmes pourront avoir une abondante quantité de lait, mais il

(1) *Conseils aux mères sur l'allaitement et sur la manière d'élever les enfants nouveau-nés.* Paris, 1840, p. 38.

(2) Corps dont je reparlerai, qui font partie du colostrum

sera toujours pauvre, aqueux et peu substantiel.

» Enfin, lorsque la sécrétion du colostrum est, au terme de la grossesse, assez abondante ; que ce fluide renferme une matière jaune plus ou moins épaisse, tranchant par sa consistance et par sa couleur avec le reste des liquides, dans lequel elle forme des tissus jaunâtres, qu'il est riche en globules laiteux bien formés et réunis à une plus ou moins grande quantité de corps granuleux, on a la presque certitude que la femme aura du lait en suffisante quantité ; que ce lait sera riche en principes nutritifs, et qu'il jouira, en un mot, de toutes les qualités *matériellement* essentielles. »

Quant aux virus ou aux principes diathésiques qu'il peut contenir, syphilitiques, tuberculeux ou autres, ils échappent à l'analyse microscopique, et il faut en référer à l'état de la constitution pour deviner leur existence. Le médecin devra donc s'élever par la réflexion au-dessus des résultats fournis par l'exploration physique ou chimique, et tout en tenant compte des caractères du colostrum, il devra surtout tenir compte de *la santé de la mère* pour savoir si elle doit nourrir son enfant.

CHAPITRE IV.

DE LA CONFORMATION DU SEIN ET DU MAMELON.

Il est un grand nombre de femmes à leur premier enfant, dont les mamelles sont assez volumineuses, mais dont le mamelon est aplati, déformé, et refoulé dans la glande mammaire. Cette disposition est très fréquente et très fâcheuse chez les femmes qui veulent nourrir. Elle est, comme je l'ai dit plus haut, le résultat de la compression exercée sur le sein par le corset, qui s'élève un peu trop haut, et dont les goussets sont trop étroits pour laisser le mamelon se développer en liberté. Il faut, de bonne heure, remédier à cet état, qui gêne toujours et empêche quelquefois l'allaitement; car l'enfant n'a pas de prise pour exercer la succion, et s'épuise en efforts inutiles pour retirer le lait qui est contenu dans les mamelles.

C'est dans le cours de la grossesse, durant les derniers mois, que les femmes doivent se former le bout du sein. Elles peuvent facilement le faire elles-mêmes en exerçant, de temps à autre, la succion sur cette partie, au moyen d'une pipe de verre à tube recourbé, dite *teterelle*, ou d'une ventouse de caoutchouc, qu'on trouve partout, et qui est disposée pour cet usage. Ce procédé est quelquefois douloureux, et quelques femmes ne peuvent en souffrir l'application; le mari doit alors essayer de teter sa femme, et, à l'aide d'une succion lente et modérée, il arrive facilement à donner au mamelon la saillie ou le relief qui est convenable pour favoriser l'allaitement.

CHAPITRE V.

DES DIFFÉRENTES MANIÈRES D'ALLAITER LES NOUVEAU-NÉS.

Les enfants ne se nourrissent que de lait pendant les premiers mois qui suivent la naissance. C'est la nourriture qui leur convient le mieux, c'est celle que la nature leur a destinée. Les uns le tirent par succion du sein de leur *mère*, de leur *nourrice*, ou des mamelles d'un *animal*; les autres le prennent également par succion, d'une *bouteille* appelée *biberon*, dont l'orifice, disposé à cet usage, est percé d'une petite ouverture; quelques-uns le boivent directement, et à pleine bouche, dans le *verre* ou dans le petit pot qu'on leur présente.

Ces modes différents d'alimentation constituent l'allaitement *maternel*, l'allaitement *par les nourrices*, l'allaitement *par un animal*, et enfin l'allaitement *artificiel*, qui s'opère au moyen du verre ou du biberon.

CHAPITRE VI.

DE L'ALLAITEMENT MATERNEL.

Si l'on ne trouve dans la constitution ou dans la santé des mères aucun obstacle de la nature de ceux dont j'ai parlé, il faut leur conseiller de nourrir. La délicatesse des formes extérieures ne doit pas être considérée comme un empêchement à ce devoir ; et, si l'on se prononçait toujours d'après ce caractère, la plupart des femmes des villes, très petites, souvent très délicates, mais bien portantes d'ailleurs, pourraient être dispensées de le remplir.

L'allaitement maternel a d'ailleurs cet avantage, qu'il profite mieux aux enfants. On voit des femmes, frêles en apparence, dont le lait est d'une médiocre qualité, faire de leurs enfants de très beaux élèves, qu'elles n'en font que de fort chétifs avec les enfants étrangers qu'on leur confie, d'après le bon aspect de leurs nourrissons.

Lors donc qu'il n'y a dans la constitution ou dans la santé des femmes aucun vice général qui empêche l'allaitement, elles doivent, dans l'intérêt de leur enfant, lui donner le sein, et dans ce but sacrifier momentanément le monde et ses plaisirs.

Époque à laquelle là jeune mère peut donner à teter pour la première fois. — Comme le dit Désormeaux, l'enfant doit être présenté au sein de sa mère dès qu'elle est reposée des fatigues de l'accouchement; ce qui est plus ou moins long, suivant que l'accouchement a été plus ou moins pénible. Les mouvements de succion qu'il exécute avec vigueur, les vagissements qu'il fait entendre, indiquent assez le besoin qu'il éprouve; et quel aliment plus convenable peut-on lui offrir que celui que la nature lui a préparé? Il ne tire d'abord de la mamelle qu'un liquide jaunâtre peu abondant, connu sous le nom de *colostrum*, et qui, par sa nature, est très propre à lubrifier la surface interne du conduit intestinal, à solliciter doucement ses contractions, à délayer le méconium, et par cela même à faciliter l'expulsion de cette matière. Ce liquide acquiert peu à peu l'apparence et les qualités du lait, et devient de plus en plus abondant. Si l'on différait à mettre l'enfant à la mamelle, outre qu'il perdrait les avantages qu'il doit tirer du colostrum, la grande distension des mamelles, qui a lieu à l'époque de la fièvre de lait, s'opposerait à ce qu'il pût teter; il faudrait ensuite attendre que cette tension eût diminué. Un enfant faible et vigoureux ne pourrait sup-

porter ces délais, et serait la victime de l'ignorance ou des préjugés de ceux qui le soignent. Il y
a, comme on le voit, de très bonnes raisons pour
faire teter l'enfant de bonne heure, deux, quatre,
six ou huit heures après l'accouchement; il n'y en
a pas pour attendre jusqu'après la fièvre de lait,
comme quelques personnes le veulent.

*Des intervalles à mettre dans l'allaitement par
la mère.* — On peut, dans les premiers jours,
donner assez souvent à teter aux enfants, toutes
les heures et demie, car ils sont difficiles à ras-
sasier; mais après les premières semaines, il faut
mettre plus de distance entre les heures de l'allaitement. Il ne faut pas que les femmes apportent
un zèle inconsidéré à remplir leur devoir de nourrice, et cherchent toujours à calmer les cris de
l'enfant en lui donnant le sein; elles doivent se
ménager, dans l'intérêt de leur nourrisson, et ne
pas épuiser leurs forces par un allaitement trop
souvent répété.

De l'allaitement pendant la nuit. — Pendant le
jour, les mères doivent donner à teter toutes les
heures ou toutes les deux heures au moins; pendant la nuit, il faut qu'elles apprennent à leur
enfant à ne se réveiller qu'une seule fois pour
prendre le sein. Cela est très facile; les enfants

prennent rapidement cette habitude, et ils n'en éprouvent aucun préjudice. La mère trouve alors dans le sommeil un repos salutaire à la suite de ses fatigues de la journée. Elle peut prendre six à sept heures de repos à deux reprises, en donnant à teter pour la dernière fois vers dix heures, et en recommençant le lendemain à six ou sept heures du matin, n'ayant donné le sein qu'une seule fois dans la nuit.

Si, pendant cet intervalle, l'enfant se réveillait et se mettait à crier, on devrait, pour lui faire perdre l'habitude du sein durant la nuit, lui donner un peu de bon lait de vache coupé avec de l'eau de gruau. Il vaudrait mieux encore chercher à l'apaiser et à l'endormir en le caressant pour éviter de lui rien faire prendre. Cela pourra lui paraître pénible les premières nuits ; mais bientôt, accoutumé à cette méthode, il se réveille et se rendort sans crier, car sa conscience lui a appris que ses pleurs seraient inutiles. Il faut donc que les mères aient le courage d'entendre crier un peu leur enfant : sinon loin d'être leur maître, on est leur esclave; on se fatigue inutilement auprès d'eux, et l'allaitement est enfin interrompu par suite de l'épuisement de la nourrice.

De l'état moral d'une mère qui veut nourrir ses

enfants. — Les glandes mammaires qui, par leurs fonctions, deviennent la source d'une existence étrangère, sont par leur structure placées sous l'influence de l'activité morale. On ne saurait donc trop recommander aux mères qui nourrissent de chercher à acquérir le calme et le sang-froid nécessaire à la direction d'une bonne éducation. Mais quelles paroles trouver pour convaincre une femme dont le cœur tressaille aux cris de son enfant, et dont l'âme en est profondément troublée? N'a-t-on pas toujours à craindre de voir le cœur l'emporter sur l'intelligence, et la passion maternelle triompher du raisonnement? Il en est souvent ainsi ; mais c'est un devoir pour le médecin d'apaiser par sa parole grave et respectueuse des sentiments aveugles dont l'exaltation exerce la plus fâcheuse influence sur la santé des enfants.

Il doit faire comprendre à la mère que les qualités de son lait sont rapidement altérées par les mouvements tumultueux de son âme, et que le calme lui est absolument nécessaire pour être une bonne nourrice. Qu'importent les cris d'un enfant qui a teté d'une manière suffisante à l'heure convenue, qui ne souffre pas et qui n'éprouve aucun besoin? S'il crie, c'est par caprice : il faut savoir lui résister ; alors il cesse, et apprend pour l'avenir à ne pas crier sans motif. De cette manière il devient docile, et ses cris prennent beaucoup de valeur du moment que l'on sait qu'ils sont toujours une manifestation de la souffrance.

Des moyens de faire venir le lait dans les mamelles. — Lorsqu'une femme a peu de lait et veut absolument nourrir son enfant, ou lorsqu'un accident, impression morale ou autre, a diminué ou suspendu la sécrétion lactée au point de rendre l'allaitement impossible, il est quelques moyens auxquels on peut recourir pour activer la sécrétion du lait, et l'un d'eux m'a réussi plusieurs fois. Ces moyens, connus sous le nom de *galactogènes*, sont tombés dans le plus grand discrédit ; mais plutôt que de laisser tarir entièrement la sécrétion laiteuse, ne vaut-il pas mieux essayer, au risque d'un insuccès, des remèdes incertains, mais quelquefois utiles ?

On employait autrefois la mercuriale, le ricin, le jatropha curcas, et Tabernæmontanus se servait exclusivement de la pimprenelle. Toutes ces plantes doivent être employées en cataplasmes sur les mamelles. J'ai eu recours seulement au ricin commun des botanistes, dont les feuilles, au volume d'une poignée, bouillies dans deux ou trois litres d'eau jusqu'à une demi-dessiccation, constituaient un cataplasme que je laissai vingt-quatre heures en place. Une fois, chez une dame, au huitième jour de l'accouchement, dont le lait s'était tari sous l'influence d'une impression morale très vive, ce cataplasme ramena l'écoulement du lait. Une autre fois, c'était chez une personne qui, un peu faible, n'avait naturellement que peu de lait ; ce même médicament me réussit assez bien, et l'on vit sous son influence une notable augmentation de la sécrétion laiteuse.

Faut-il attribuer cet afflux du lait à l'usage des *galactogènes* ou à une autre circonstance accessoire, telle que la succion persistante du nourrisson ? Cela est difficile à dire.

Tout récemment, M. Aubert a fait connaître un autre moyen qui lui aurait bien réussi dans la seule occasion qu'il ait eue de l'employer. Ce moyen, c'est l'électrisation des mamelles.

Une femme de vingt-six ans, mère de trois enfants, allaitait le troisième depuis onze mois et demi, lorsqu'il fut atteint d'une pneumonie double. Malgré les soins que l'on prit d'exercer plusieurs fois par jour la succion des seins, et bien que la mère prît assez de nourriture et d'exercice, le lait diminua graduellement, et quand le petit convalescent eut besoin de nourriture, il trouva les seins presque taris. L'enfant refusait le biberon et la presque totalité des aliments qu'on lui offrait; il dépérissait à vue d'œil, faute de la nourriture qui convenait le mieux à son goût et à ses besoins. Cet état persistant, M. Aubert voulut essayer l'électrisation des seins, pour voir si ce moyen réveillerait la sécrétion complétement disparue depuis quatre jours. Il employa les excitateurs humides placés de chaque côté du sein alternativement, et augmenta progressivement la force du courant, de manière à produire de fortes vibrations, en évitant toutefois de faire contracter les pectoraux et de causer de la douleur. Après quatre séances, de vingt minutes environ chacune, la montée du lait s'était effectuée d'une manière complète. L'allaitement ainsi repris s'est continué avec la même facilité sans nouvelle excitation électrique, et l'enfant, bien rétabli, a été sevré au terme ordinaire.

Encouragé par cet exemple, M. Becquerel a eu recours à cette méthode dans un cas semblable, et il déclare avoir parfaitement réussi. — Le lait âgé de six mois avait disparu sous l'influence d'impressions morales. Le sein droit conserva un peu de lait, et le gauche se tarit à peu près complétement. Il fallut sevrer; on fit manger l'enfant, mais

il dépérit et s'affaiblit. M. Becquerel voulut prendre une nourrice, mais la mère s'y refusa. C'est
alors qu'il employa les courants électriques d'a-
bord sur le sein gauche, où, depuis près de huit
jours, il n'y avait que quelques gouttes de lait. Il
opéra avec une machine de Gaeffe et Loiseau, de
force médiocre. Les excitateurs humides (éponges)
étaient placés successivement dans les divers points
de la circonférence du sein, de manière que
les courants pussent traverser l'organe dans tous
les sens. Trois séances de quinze minutes eurent
lieu. La malade souffrit à peine, c'était plutôt un
malaise qu'une souffrance réelle. Dès la première
séance, la montée du lait survint presque immédiatement après l'application des courants électriques. Après la troisième séance, la sécrétion était
pleine et entière; l'enfant avait repris le sein, et la
sécrétion lactée a toujours été très abondante du
côté du sein gauche. Depuis un mois, c'est le sein
droit qui fournit le moins, mais il en donne assez
cependant pour qu'on n'ait pas eu besoin d'appliquer l'électricité comme du côté gauche.

A ces moyens il faut joindre l'excitation de la
mamelle par la succion prolongée du mamelon.

Il paraît, si l'on en croit quelques faits extraor-
dinaires, qu'on peut obtenir du lait chez certaines

femmes récemment ou anciennement accouchées, même chez des filles, par l'emploi de ce moyen. — En tetant ou en faisant teter fréquemment des mamelles devenues arides par le fait de l'âge, du temps ou de la maladie, on y fait revenir le lait en quantité suffisante pour la nourriture d'un enfant.

Il est, en effet, un usage traditionnel parmi les habitants du cap Vert, qui, lorsqu'une femme meurt en nourrissant son enfant, oblige la plus proche parente, qu'elle soit ou non mariée, et quel que soit son âge, à nourrir immédiatement l'enfant privé de sa mère : pour cela, la femme est soumise à une série de pratiques très bizarres, consistant dans l'application de feuilles de ricin tièdes sur les seins, et dans l'emploi de fumigations chaudes vers les parties génitales; l'enfant est en outre approché plusieurs fois par jour du mamelon. Après trois ou quatre jours au plus, la sécrétion lactée s'établit : sans doute, l'excitation produite par l'approche de l'enfant joue un grand rôle dans l'établissement de la sécrétion; mais peut-être aussi les applications de feuilles de ricin et les fumigations vers les parties génitales ne sont-elles pas sans quelque effet sur la sécrétion.

Une jeune chèvre, qui n'avait jamais été couverte, fut tetée par un agneau, et, au bout de quelques jours, elle avait assez de lait pour qu'on pût la traire.

M. Legroux a vu une jeune chienne entendant crier un petit chien, s'arrêter et lui livrer ses mamelles; elle finit par avoir du lait et le nourrir.

Quelque incroyables que puissent paraître ces faits, il faut les accepter comme réels, car ils ont pour garants des auteurs recommandables et dignes de toute confiance. Cependant il ne faut pas généraliser une exception, et dire, comme un médecin moderne, qu'on peut laisser perdre le lait d'une nourrice, et le retrouver aisément par le procédé que je viens d'exposer; car, à ce compte, toutes les nourrices auraient du lait à volonté, ce qui est loin d'être exact.

CHAPITRE VII.

DE L'ALLAITEMENT PAR LES NOURRICES.

Lorsque par suite des circonstances de santé dont il a été question, ou par tout autre motif, la mère renonce à nourrir elle-même, elle doit confier son enfant à une nourrice.

Le choix en est très difficile. Beaucoup de femmes de Paris ou de province veulent faire ce métier, et il en est un grand nombre qui n'ont aucune des qualités nécessaires pour le remplir convenablement. Il faut juger les nourrices d'après leur aspect extérieur, d'après leur état de santé, et d'après l'examen de leur lait.

Des conditions à rechercher dans une nourrice.

Il faut une nourrice expérimentée. — Une femme primipare, c'est-à-dire à son premier enfant, n'a pas toujours l'expérience qui est nécessaire pour élever les enfants, surtout s'il n'y a personne d'éclairé auprès d'elle pour la diriger. Il vaut mieux avoir pour nourrice une femme qui ait allaité d'autres enfants.

Age du lait. — On doit d'abord s'informer de l'époque de l'accouchement de la nourrice, c'est-à-dire de l'âge du lait. En effet, ce liquide change de caractère à mesure que l'on s'éloigne du moment des couches, et, quand il est vieux, il n'est plus convenable pour le jeune enfant qui vient de naître. Il n'a pas les propriétés laxatives du premier lait sécrété après la naissance, il ne renferme pas de colostrum ; c'est presque toujours un aliment indigeste et peu abondant, dont il ne faut pas conseiller l'usage. On dit, il est vrai, qu'un jeune enfant renouvelle le lait, parce que les mamelles se distendent de nouveau, et qu'on observe à peu près tous les phénomènes de la fièvre lai-

teuse. Cela est faux, ou du moins n'est pas démontré par l'analyse chimique microscopique.
L'engorgement de la glande mammaire n'a lieu,
dans cette circonstance, que parce que le nouveau
nourrisson ne consomme pas autant de lait que
le premier.

*Aspect extérieur de la nourrice, ses cheveux,
ses dents, ses gencives.* — Il faut toujours choisir,
parmi les nourrices, celles qui sont accouchées
depuis deux à cinq mois environ, et dont l'âge se
trouve entre vingt et trente-cinq ans. Elles ont
rarement les qualités désirables lorsque leur lait est
plus vieux et leur âge plus avancé. Un tableau
placé plus loin fera connaître d'une manière précise l'influence de l'âge sur la composition du lait.
Elles doivent avoir les cheveux bruns et noirs,
plutôt que blonds et rouges ; ces dernières ont ordinairement beaucoup de lait, mais il est séreux,
et occasionne facilement de la diarrhée. Il faut
qu'elles aient les formes assez arrondies, potelées,
le sein bien fait, un peu dur et marbré de veines
bleuâtres, les gencives bien colorées et les dents
assez belles. Toutefois le caractère tiré de l'intégrité des dents n'a pas autant d'importance qu'on
lui en accordait jadis. Il y a des femmes dont les
dents sont mauvaises, et qui cependant sont d'ex-

cellentes nourrices. Il en est d'autres, au contraire, qui, avec de très belles dents, ont une constitution affaiblie qui les empêche d'entreprendre l'allaitement.

La coloration rouge et la fermeté des gencives ont beaucoup plus d'importance aux yeux des médecins que l'intégrité de la denture. On juge d'après l'état de ces parties la force des sujets, leur état de santé, et jusqu'à un certain point les qualités de leur sang. Il est évident que des gencives décolorées appartiennent à une femme dont le sang est aqueux et appauvri, qui peut être d'ailleurs d'une assez bonne santé, mais qui sera toujours une mauvaise nourrice.

Du caractère des nourrices. — Il est nécessaire de choisir une femme dont le caractère soit doux, et dont l'intelligence soit assez développée pour surveiller l'enfant qu'on lui confie. La gaieté de l'humeur est une chose qu'on ne saurait trop rechercher dans les nourrices; elle sert à égayer les enfants ou à les distraire dans leurs souffrances. Ils finissent alors par prendre des habitudes de légèreté et d'enjouement qui ont toujours une heureuse influence sur le développement de leur cœur et de leur esprit.

De la santé des nourrices. — Les nourrices doi-

vent être examinées avec soin sous le rapport de
leur constitution et de leur santé ; elles doivent
même être visitées, autant qne la décence le permet, pour s'assurer qu'il n'existe à l'intérieur du
corps aucune cicatrice ou empreinte qui indique
l'existence actuelle ou antérieure d'une maladie
rachitique, scrofuleuse, dartreuse ou syphilitique.
Il faut examiner l'anus, les organes génitaux et
l'intérieur de la bouche, parties qui sont plus spécialement le siége de l'affection syphilitique.

Il est évident qu'il faut, pour les nourrices mercenaires que l'on examine, tenir compte des
mêmes circonstances que l'on admet à l'égard des
mères pour autoriser ou interdire l'allaitement,
et qu'il faut rechercher, chose difficile, dans leur
famille et d'après leurs réponses, les renseignements qui peuvent éclairer sur l'existence latente
des différentes diathèses et de quelques maladies
héréditaires. Cette recherche est souvent inutile :
les femmes ignorent ce dont on leur parle, ou fei-
gnent de ne pas le comprendre. On arrive très
difficilement à un résultat positif. C'est un motif
de plus pour être très sévère dans l'examen local
de la nourrice qui se présente.

Des qualités du lait d'une nourrice. — Il faut
enfin s'assurer que le lait est assez riche en élé-

ments nutritifs, pur dans sa composition et suffisamment abondant : on y arrive facilement au moyen de l'analyse chimique et microscopique. Cependant il ne faut pas s'abuser sur la valeur de ces recherches ; elles conduisent à des résultats précieux sur les qualités matérielles et physiques du lait, mais elles ne peuvent rien apprendre, si je puis m'exprimer ainsi, *sur la nature des qualités vitales de ce liquide.* En effet, le lait sécrété par une femme atteinte de syphilis n'est pas différent, sous le microscope, du lait des femmes de famille goutteuse, lymphatique et autres. Les virus et les principes diathésiques existent dans le lait, mais ils s'y trouvent à l'état de *ferment,* sous une forme insaisissable, et personne jusqu'à présent n'a pu en démontrer l'existence autrement que par leurs effets. Par conséquent, s'il faut examiner la richesse matérielle, c'est-à-dire les *qualités physiques et chimiques du lait,* on doit les comparer aux *qualités vitales,* double appréciation nécessaire au choix de la nourrice.

Avant de parler de ses caractères, relativement à sa richesse ou à sa pauvreté, il est nécessaire d'entrer dans quelques détails sur la nature de ce liquide et sur sa composition dans l'état normal. Ce sera l'objet du livre suivant.

LIVRE VI.

DU LAIT EN GÉNÉRAL.

Le lait résume les principaux aliments.—C'est, en suivant la pensée du docteur Prout, le type de l'aliment parfait.

Or on sait qu'une substance ne peut mériter ce titre, c'est-à-dire n'est capable de suffire à l'entretien de la vie et de la santé, qu'à la condition de renfermer des sels divers et au moins deux principes immédiats, l'un combustible, l'autre de nature albuminoïde.

L'animal vivant, en effet, doit non-seulement refaire ses muscles, son tissu cellulaire, etc., mais il doit en même temps pourvoir aux besoins de sa calorification ; il doit encore renouveler, et ses os, et sa matière nerveuse, et ses humeurs acides ou alcalines.

Aussi le lait, qui est destiné à faire l'unique nourriture du jeune mammifère, renferme-t-il les trois sortes de matières indiquées, savoir :

1° Une matière albuminoïde, le caséum ;

2° Deux matières combustibles, une graisse qui prend le nom de beurre, un sucre appelé lactine ou sucre de lait ;

3° Des substances minérales dissoutes dans l'eau, parmi lesquelles il faut distinguer le sel marin, des phosphates alcalins et terreux, et l'oxyde de fer.

Voilà les éléments du lait; mais nous n'aurons donné une idée précise de cette sécrétion que quand nous aurons dit sous quel état ils s'y trouvent. Il faut absolument se servir du microscope et de l'analyse chimique pour arriver à cette connaissance.

CHAPITRE PREMIER.

ÉTAT SOUS LEQUEL SE TROUVENT LES PRINCIPES DU LAIT.

On peut dire que le lait est formé d'une partie liquide et d'une partie solide, ou, si l'on veut, c'est de l'eau tenant une suspension des globules de beurre, et en dissolution du caséum, du sucre de lait et des sels.

Les globules de beurre ont pour caractères d'être sphériques, lisses, tout à fait transparents (quand ils sont isolés), et comme limités par un cercle noir, lequel n'est qu'un effet de réfraction de la lumière. Par leur réunion, ils forment des masses blanches; c'est leur nombre plus ou moins grand qui donne au lait plus ou moins d'opacité.

Ces globules, qui peuvent atteindre un diamètre

d'un millimètre environ, ne sont visibles qu'à l'aide d'instruments grossissants. D'ailleurs, dans le même lait, ils ont un volume très variable, et l'on ne troûve point de différence considérable, sous ce rapport, d'une espèce de lait à une autre.

Matières normales, mais qu'on peut considérer comme accidentelles dans le lait. — Ordinairement isolés ou libres, les globules de beurre sont quelquefois çà et là réunis en petits groupes, sans doute à l'aide d'une matière muqueuse sécrétée par les conduits galactophores.

Le microscope fait encore découvrir dans le lait des lamelles d'épithélium détachées de la muqueuse qui tapisse ces mêmes conduits.

Ce sont là des substances accidentelles qui ne font pas essentiellement partie de la sécrétion qui nous occupe.

En résumé, on voit qu'au point de vue où nous nous sommes placé, la composition du lait peut être comparée à celle du sang, lequel est formé de globules suspendus dans une dissolution de fibrine, d'albumine et de sels.

Mais cette comparaison poussée plus loin ne serait plus suffisamment exacte ; car le lait n'est, à vrai dire, qu'une simple émulsion de matière grasse dans de l'eau rendue plus visqueuse par le caséum, tandis que le sang se distingue par des corpuscules albuminoïdes doués d'organisation.

Il y a là, entre ces deux liquides animaux, une différence tranchée qu'on ne saurait atténuer, même en admettant, avec Leeuwenhoek, qu'une petite partie de la matière caséeuse du lait y fût à l'état solide sous formes de globules.

CHAPITRE II.

PARALLÈLE ENTRE LE LAIT ET LE SANG.

Il y aurait une autre manière plus philosophique d'envisager la composition du lait par rapport à celle du sang : elle consisterait à ne voir dans cette sécrétion qu'une humeur formée de toutes pièces aux dépens de ce dernier, qui en renferme les éléments déjà préparés.

Ne sait-on pas, en effet, que le sang nous offre, on peut le dire, sous les mêmes formes, toutes les matières terreuses du lait ?

En second lieu, le caséum, c'est l'albumine du sang dont l'état moléculaire seul est changé ; et d'ailleurs on a déjà trouvé le caséum dans le sang d'un grand nombre d'animaux.

Puis la présence de la matière grasse sous forme de globules dans le sang n'est plus douteuse aujourd'hui.

Enfin, l'acide lactique est démontré exister dans le sang des animaux dont le lait renferme de la lactine.

Le lait est donc un dérivé du sang, auquel il ressemble par tous les principes qu'il renferme, matières terreuses, caséum ou albumine, matière grasse et acide lactique, et dont il diffère par tous ceux qui lui manquent, fibrine, matière colorante, etc.

Après ce parallèle, j'ajouterai un mot sur l'état du caséum dans le sérum du lait récent filtré pour en retirer les globules. Ce principe n'y existe pas en simple solution, puisqu'il paraît insoluble lorsqu'il est pur ; c'est à la faveur de la soude qu'il s'y trouve dissous. Dans cette combinaison, la caséine joue le rôle d'acide, mais d'acide si peu énergique, que la base manifeste ses propriétés presque comme si elle était libre, et donne au lait une réaction alcaline non douteuse, pour celui de femme en particulier.

CHAPITRE III.

CHANGEMENTS QUI SURVIENNENT DANS LE LAIT APRÈS SON EXTRACTION.

Le lait est ordinairement alcalin ; il n'est acide qu'à la condition d'avoir subi un commencement de fermentation, une partie de sucre de lait s'étant transformée en acide lactique.

Lorsque la quantité de cet acide est suffisante, la caséine, déplacée de sa combinaison, se sépare sous forme de coagulum.

Mais auparavant, en général, un autre phénomène se manifeste dans le lait qu'on abandonne à l'air et au repos; la matière grasse se réunit à la surface sous forme de couche plus ou moins épaisse, et constitue dans cet état, unie à une certaine proportion de caséum, la matière connue sous le nom de *crème*.

Dans la crème, les globules de beurre mouillés par la partie liquide du lait sont à une certaine distance les uns des autres; par le battage, on opère leur rapprochement, et ils se soudent en une masse compacte qui constitue le beurre proprement dit.

CHAPITRE IV.

VARIATIONS DE LA COMPOSITION DU LAIT.

Ce que nous venons de dire suffit pour faire connaître d'une manière générale la composition du lait chez tous les mammifères, mais elle subit de grandes modifications suivant les espèces, suivant les individus, et suivant certaines circonstances particulières chez le même individu.

Bien plus, des expériences récentes permettent de croire, avec plus de fondement que jamais, à l'existence de certains traits communs qui caractériseraient le lait de tous les animaux appartenant à un même groupe naturel.

Ainsi, la matière sucrée, qui d'ailleurs n'est que du luxe, pour ainsi dire, n'existerait que chez les animaux se nourrissant exclusivement, ou au moins en partie, d'aliments végétaux ; chez les carnivores, elle est sans doute suppléée par une matière grasse plus abondante.

La composition du lait varie surtout par rapport à la proportion de ses principes constituants. Dans telle espèce domine le caséum, dans telle autre le beurre ou le sucre de lait. Comme exemple, je donnerai d'un côté le lait de vache, et de l'autre celui de femme : le premier est plus riche en caséum ; le second l'emporte par la proportion de beurre et de sucre de lait.

Le jeune veau qui doit marcher en naissant, tette un lait bien propre à lui faire des muscles, puisqu'il est très chargé de matière azotée ; l'enfant, au contraire, qui n'a pas besoin d'essayer ses forces de si bonne heure, et qui, par suite de cette inaction même, est privé d'une source de chaleur, l'enfant, dis-je, reçoit un lait plus pauvre en caséum, mais plus riche en substances combustibles, beurre et sucre.

Ce rapprochement est trop hardi peut-être ; ce n'est encore qu'une vue de l'esprit qui a besoin d'être justifiée par l'observation et l'expérience.

Les modifications dans les caractères spéciaux des principes immédiats du lait font aussi varier sa composition.

Il est certain qu'on doit reconnaître différentes espèces de beurres d'après la nature de l'acide gras volatil qui s'y trouve en partie libre, en partie combiné, et auquel ils doivent chacun leur odeur propre. Chez la vache, c'est l'acide butyrique ; chez la chèvre, ce sont les acides caproïque et caprique. On peut également admettre diverses sortes de caséines : la caséine du lait de femme ne se comporte pas comme celle du lait de vache.

C'est en raison de cette composition différente que, dans quelques cas, le docteur Cumming a recherché les moyens de faire artificiellement avec du lait de vache un lait analogue à celui de la femme.

Voici le procédé indiqué par M. le docteur Cumming pour obtenir ce résultat :

On laisse reposer le lait de vache pendant quatre

ou cinq heures, on en retire le tiers supérieur ; les deux autres tiers contiennent sur 1000 parties : 54 parties de beurre, 38 de caséine, 53 de sucre, 855 d'eau ; par l'addition de 142 parties de sucre, 1458 d'eau, on obtient un lait artificiel comparable au lait naturel de la femme.

Ce lait doit être pris dans un biberon dont le bout se nettoie facilement.

Un enfant de dix jours doit en prendre 1000 grammes environ en huit fractions de 125 grammes chacune ; à l'âge de trois mois, l'enfant fera sept repas de 250 grammes chacun.

La température de la boisson doit être de + 37° ou + 38° centigrammes, et celle-ci devra être administrée lentement.

Il convient de faire varier la composition du lait selon l'âge, d'après les données suivantes (1) :

			Eau.	Sucre.
De 8 à 10 jours, 1000 grammes de lait avec			2,643	243
10 à 30 jours	—	....	2 500	225
à 1 mois	—	....	2,250	204
à 2	—	....	1,850	172
à 3	—	....	1,500	144
à 4	—	....	1,250	124
à 5	—	....	1,000	104
à 6	—	....	875	94
à 7	—	....	750	84
à 9	—	....	675	78
à 11	—	....	625	73
à 14	—	....	550	67
à 18	—	....	500	63

(1) *Presse médicale belge.*

LIVRE VII.

DU LAIT DE FEMME.

Une bonne partie de l'histoire de cette espèce de lait se trouve implicitement comprise dans ce qui vient d'être exposé, circonstance qui nous justifie d'avoir accordé tant de place à des considérations générales.

Il n'est peut-être pas d'espèce de lait, disent Deyeux et Parmentier, dont les propriétés varient autant que celles du lait de femme. A chaque instant du jour, avant ou après le repas, avant, pendant et après le moment où la mère donne à teter, la composition du lait est différente.

Ces variations, suivant les circonstances et les individus, sont même tellement considérables dans les limites de l'état physiologique qu'il est difficile d'en tracer nettement les caractères.

Les auteurs que nous venons de citer reconnaissent, dans un excellent mémoire, trois sortes de laits observés chez des nourrices également vigoureuses et en bonne santé : 1° il y en avait de très séreux et demi-transparents ; 2° d'autres, très opaques, avaient l'apparence d'un lait de vache de bon aloi ; mais 3° ils ont trouvé plus communément les qualités intermédiaires.

Le lait est jaunâtre dans les premiers jours de l'allaitement ; il devient ensuite d'un blanc plus ou moins mat.

L'odeur du lait de femme est fade ; elle ressemble à celle du lait de vache.

Sa saveur est plus douce et plus sucrée que celle de ce dernier.

Sa densité varie entre 1020 et 1025, et peut même dépasser cette limite supérieure.

Dans des recherches plus récentes, mais qui ne s'accordent pas avec celles de M. Regnault et de M. Doyère, MM. Vernois et Becquerel, d'après 89 analyses de lait de femme, ont trouvé pour cette densité les chiffres extrêmes, 1025,16 et 1046,18 ; ce qui donne pour moyenne 1032,67. Malheureusement le lait varie tellement dans la composition chez la même personne, dans les différentes circonstances de la vie, qu'il ne faut prendre ces chiffres que comme une donnée approximative. De plus, ces auteurs ont laissé de côté, ou confondu avec le caséum, l'albumine qui existe dans le lait ; et cette omission se retrouve dans leurs analyses du lait dans l'état pathologique, ce qui jette un peu d'incertitude sur les résultats et ce qui oblige à de nouvelles recherches pour élucider complétement la question des altérations du lait.

Leur analyse chimique fournit les résultats suivants sur la proportion des éléments de ce liquide :

Sur 1000 parties de lait, on trouve :

	Minimum.	Maximum.	Moyenne.
Eau	822,30	999,98	889,08
Sucre	35,22	59,55	43,64
Caséum et matières extractives..	19,32	70,92	39,24
Beurre	6,66	56,42	26,66
Sels	0,55	3,38	1,38
Poids des parties solides.........	83,33	147,70	110,92

Dans leurs analyses, M. Regnault et M. Doyère ont pesé à part le caséum et l'albumine. Voici les résultats auxquels ils sont arrivés.

D'après M. Regnault, sur 100 parties de lait de femme, il y aurait :

Eau.........................	86,6
Beurre	2,6
Sucre de lait et sels solubles........	4,9
Caséum, albumine et sels insolubles.	3,9

D'après M. Doyère, sur 1000 parties de lait de femme :

Eau......................	873,80
Beurre.....................	38
Caséine....................	3,40
Albumine	13
Sucre.....................	70
Sels......................	1,80

. Cette dernière analyse diffère beaucoup, comme on le voit, de celle de MM. Vernois et Becquerel (1), tant par le chiffre de l'albumine qui est indiqué que par la quantité considérable de sucre qu'elle renferme. Ce sont des analyses à recommencer.

Au microscope, le lait de femme se présente, comme tous les autres, formé par un liquide diaphane, au sein duquel nagent des glo-bules oléagineux dont on connaît les caractères, mais qui auraient dans ce cas un volume un peu plus grand et plus uniforme que dans les autres espèces de laits (*fig.* 1).

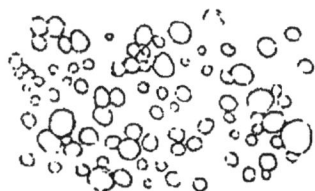

FIG. 1. — Globules laiteux sans mélange.

Avec plus d'attention, on y découvre en outre des débris d'épithélium.

Propriétés chimiques du lait de femme.

Le lait de femme est toujours alcalin au sortir de la mamelle, et il paraît conserver cette pro-priété d'autant plus longtemps, qu'il provient d'une femme saine et vigoureuse. Il devient bientôt acide par l'action de l'air, surtout quand il pro-vient de femmes maladives. A l'état ordinaire, il

(1) *Annales d'hygiène publique et de médecine légale.* Paris, 1853, t. XLIX, p. 257, et t. L, p. 43.

ramène au bleu le papier de tournesol rougi par
un acide ; cette action est même assez énergique.
Longtemps ce caractère a été méconnu ; cela
tenait à l'erreur dans laquelle étaient tombés les
premiers chimistes, qui n'eurent probablement
occasion d'examiner que du lait de vache non
récent, et déjà un peu acide. Les observateurs qui
vinrent ensuite, persuadés qu'il devait en être de
même pour le lait de femme, d'autant plus qu'on
admettait de l'acide lactique libre dans cette sécrétion en général, se contentèrent de le mettre
en contact avec du papier bleu de tournesol.

Or le lait, comme certains autres liquides organiques, jouit de la singulière propriété de faire
virer au rose la couleur bleue dont il s'agit, sans
pour cela qu'il soit réellement acide ; on se con-
tenta néanmoins de cette nuance pour continuer
à affirmer que le lait de femme avait un caractère
acide.

Les médecins ont pù être trompés encore par
d'autres circonstances, s'ils se sont contentés d'appliquer le papier réactif sur le bout du mamelon
en même temps qu'ils exprimaient le sein. On
comprend, en effet, que cette partie de l'organe,
restant souvent enduite d'une couche de lait
altéré, pouvait avoir des réactions acides ; la salive

de l'enfant qui venait de teter pouvait être acide aussi dans quelques cas.

Si nous insistons sur ces données, c'est afin de prémunir les praticiens contre l'erreur dans laquelle ils pourraient tomber, s'ils avaient à apprécier les qualités bonnes ou mauvaises du lait d'une nourrice.

Abandonné à lui-même et au repos, le lait de femme se recouvre d'une couche de crème dont l'épaisseur varie suivant que l'on a affaire à l'une ou à l'autre des trois espèces de laits que nous avons distinguées. Elle est d'autant plus grande que le lait était plus opaque, c'est-à-dire plus riche en globules gras; elle ne forme parfois qu'une mince pellicule. La crème en couche épaisse, ou si l'on veut celle du lait le plus chargé de matière butyreuse, est tenace, et jouit seule, suivant Deyeux et Parmentier, de la propriété de fournir par le battage une masse de beurre. Ce beurre est jaune, consistant, d'un goût fade.

Meggenhofen a fait voir que la plupart du temps le lait de femme n'est pas coagulé par les acides chlorhydrique et acétique. La présure, au contraire, produit toujours sa coagulation, et y détermine la formation de petits grumeaux. Le véritable caillot ne se présente que rarement, attendu que le lait de femme est un des plus pauvres en caséum. D'ailleurs, ce caséum ne jouit pas, comme celui du lait de vache, d'une certaine facilité à être pétri et à se réunir en masses consistantes ; il se présente sous forme de flocons isolés qu'on ne peut souder entre eux.

Ajoutons qu'en considérant la faible proportion du caséum dans le lait de femme, et conséquemment la moindre densité de sa partie liquide, il est permis de penser que sa crème se rassemble plus lentement à la surface que dans le lait de vache qui nous sert toujours de terme de comparaison.

Résumé des caractères du lait de femme.

En définitive, le lait de femme se distingue des autres par sa saveur plus sucrée, par son caséum peu abondant, dépourvu de cohérence, et formant avec les acides des composés solubles ; enfin, par sa crème, qui, le plus souvent, ne donne point de beurre.

Cela posé, arrivons à l'étude des variations de composition que peut présenter cette espèce de lait dans l'état physiologique, et dans l'état anormal ou pathologique.

CHAPITRE PREMIER.

MODIFICATIONS DU LAIT DES NOURRICES DANS L'ÉTAT PHYSIOLOGIQUE.

C'est dans l'accomplissement régulier des fonctions sécrétoires qu'on observe au plus haut degré ce que j'appelle l'*énergie vitale* individuelle, c'est-à-dire, l'influence des forces premières qui entretiennent la vie et qui lui donnent son cachet d'individualité dans chacun des êtres vivants. Ainsi la texture anatomique de la glande mammaire étant donnée la même partout, et chez toutes les femmes, le lait ne sera pas partout le même, il variera non-seulement chez les différentes nourrices, mais encore à chaque instant chez la même femme et sous l'influence des causes les plus diverses. Il n'y a pas deux laits de femmes en bonne santé qui se ressemblent absolument, et chez la même personne, d'un instant à l'autre, le lait peut changer de composition.

Les circonstances qui influent sur la composition du lait dans l'état normal sont : 1° les idiosyncrasies ; 2° le temps écoulé depuis l'accouchement ; 3° le temps écoulé depuis le dernier repas de l'enfant, ou bien depuis le commencement du repas que l'on interrompt pour faire l'observation ; 4° le régime alimentaire ; 5° les fonctions génitales ; 6° la constitution et le tempérament.

1° Modifications du lait par les idiosyncrasies.

Nous avons déjà signalé les différences que présente le lait chez des nourrices qui se trouvent dans les mêmes conditions apparentes de force et de santé ; en outre, chacun sait que certaines femmes, qui paraissent débiles, sont cependant d'excellentes nourrices, tandis que d'autres, très robustes, ont un lait peu abondant et indigeste.

M. Donné cite une femme dont le lait, extrêmement riche en beurre, offrait des globules de très grande dimension.

Au contraire, un certain nombre de nourrices dont le lait est pauvre, présentent constamment des globules butyreux d'une grande ténuité.

Il n'y a encore rien de bien précis à cet égard, on doit admettre, et cela n'est pas douteux pour moi, que la composition du lait varie suivant la vitalité et l'individualité des mères, sous l'influence de la force nerveuse qui anime, dirige et coordonne toutes les opérations de l'organisme ; mais ce qu'on ignore, c'est l'étendue de cette action sur la proportion des éléments du lait, et aussi sur les qualités nutritives de ce liquide, indépendamment de sa composition. Ce sont là des choses différentes et constituant deux questions distinctes l'une de l'autre. Cependant quelques tentatives ont été faites. MM. Vernois et Becquerel ont cherché à déterminer la valeur de ces diverses influences, et s'il n'est pas sorti de leur travail sur ce point des conclusions bien tranchées, cela tient aux difficultés du sujet qu'il faut envisager sous un autre point de vue.

Voici quelques analyses de lait chez des femmes ayant des mamelles plus ou moins volumineuses, et chez des femmes brunes et blondes, qui pourront confirmer ce que je viens de dire; mais pour en comprendre la signification, il faut comparer leur résultat à ceux que donne l'analyse du lait normal. Je ne donne ici que des moyennes. Malheureusement, il faut dire qu'elles résultent de la réunion d'un très petit nombre d'analyses particulières, ce qui leur ôte une partie de leur importance :

	Cheveux bruns.	Cheveux blonds.	Seins. peu développés.	Seins. très développés.
Densité	1033,77	1023,88	1082,77	1032,50
Eau	892,17	894,20	891,72	888,00
Parties solides	107,83	105,80	108.28	112,00
Sucré.	45,58	44,74	44,29	43,37
Beurre.	21,53	22,55	25,41	27,17
Caséum	39,27	37,30	37,20	40,08
Sels	1,25	1,21	1,38	1,38

2° Modifications du lait par la durée de l'allaitement.

Le lait n'arrive pas d'emblée au degré de perfection où je l'ai supposé précédemment; il commence par n'être que du colostrum légèrement modifié, dont il emprunte la teinte jaune, et dont il retient les éléments, pour s'en débarrasser peu à peu, à mesure que s'éloigne l'époque des couches.

Dans les premiers jours, et surtout avant que s'établisse la réaction fébrile connue sous le nom de fièvre laiteuse, le lait renferme, outre ses éléments propres, de l'albumine, des corps granuleux, du mucus agglomérant les globules de beurre, ou se présentant sous forme de globules. On retrouve aussi une grande inégalité dans les globules de beurre, dont les uns, selon l'expression pittoresque de M. Donné, représentent une véritable poussière comparée à d'autres qui sont énormes.

C'est à la présence du colostrum que le premier lait doit la propriété purgative qui le rend propre à débarrasser l'enfant

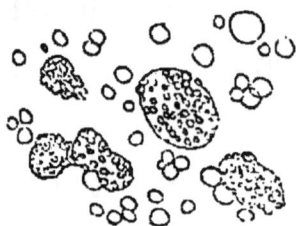

FIG. 2.— Lait altéré par les éléments du colostrum.

de son méconium; mais il est probable qu'on doit avec M. Lassaigne, attribuer en dernier ressort cet effet laxatif à la matière grasse, plus abondante, et en même temps moins bien divisée (*fig.* 2).

Il n'y a rien de bien positif sur le moment à partir duquel le lait cesse d'être mélangé avec du colostrum : ce terme varie suivant diverses conditions qu'il n'est pas facile d'apprécier; toutefois le lait a déjà acquis toutes ses qualités apparentes, lorsque le microscope y fait encore découvrir des corps granuleux. Avant la fin du premier mois, le lait doit avoir revêtu tous ses caractères; et, d'après Deyeux et Parmentier, la proportion du caséum augmenterait toujours, à mesure qu'on s'éloigne de l'époque de l'accouchement.

Cette proposition n'est pas entièrement conforme aux résultats des analyses de MM. Vernois et Becquerel. D'après ces observateurs, ce serait plutôt la proportion de sucre qu'on verrait augmenter avec l'âge du lait.

On ne peut méconnaître encore ici la cause finale qui met l'aliment de l'enfant si bien en rapport avec ses besoins.

Voici d'ailleurs le tableau des analyses du lait, à ses divers âges, chez des nourrices saines. On y trouvera la preuve de ce que je viens de dire. Ce tableau représente les modifications de composition du lait âgé de 1 à 15 jours, et de 1 à 24 mois. Il est malheureux que ces analyses n'aient pas été faites sur un plus grand nombre de nourrices; car, pour établir des conclusions différentes de celles qui sont généralement acceptées, surtout quand elles viennent d'hommes expérimentés comme Parmentier et Deyeux, il faut des résultats d'une autorité rendue absolument incontestable par les moyennes d'un très grand nombre d'observations.

NOURRICES SAINES.

Influence de l'âge du lait sur la proportion de ses éléments,
de 1 jour à 15 jours et de 1 à 24 mois.

AGE DU LAIT.	NOMBRE DE CAS.	DENSITÉ.	EAU.	PARTIES solides.	SUCRE	BEURRE.	CASÉUM.	SELS.
3 jours.....	2	1032,23	874,47	125,53	43,13	33,71	47,10	1,59
4 jours.....	2	1032,86	869,34	130,16	39,75	44,44	44,18	1,79
5 jours.....	2	1032,68	882,45	117,55	38,31	33,02	44,77	1,45
8 jours.....	1	1031,35	872,89	127,11	42,02	38,11	44,57	2,41
9 jours.. ..	2	1031,26	882,97	117,03	42,27	28,29	44.47	2,00
10 jours.....	1	1032,20	852,30	147,70	48,46	54,93	43,08	1,23
11 jours.....	1	1025,61	871,68	128,32	35,54	56,42	32,98	3,38
15 jours.....	2	1032,20	870,11	129,89	41,13	38,50	48,66	1,60
De 1 mois à 2.	2	1033,11	872,99	127,01	43,13	34,05	48,26	1,57
De 2 m. à 3.	4	1032,70	886,16	113,84	43,37	31,22	37,92	1,33
De 3 m. à 4.	7	1032,90	889,67	110,33	44,47	27,79	36,96	1,11
De 4 m. à 5.	7	1032,10	888,25	111,75	44,66	27,31	38,28	1,50
De 5 m. à 6.	9	1034,35	901,51	98,49	42,00	16,57	38,63	1,29
De 6 m. à 7.	9	1034,97	891,35	108,65	44,18	24,35	38,86	1,26
De 7 m. à 8.	5	1031,37	889,49	110,51	41,52	22,79	45,02	1,18
De 8 m. à 9.	4	1032,88	891,65	108,35	45,31	23,06	38,79	1,19
De 9 m. à 10	3	1031,44	889,98	110,72	45,84	25,03	38,57	1,28
De 10 m. à 11	7	1031,61	900,63	99,37	47,62	19,47	31,06	1,22
De 11 m. à 12	7	1030,68	889,04	110,96	43,91	24,61	41,06	1,38
De 12 m. à 18	12	1032,50	891,34	108,66	43,92	24,44	36,98	1,32
De 18 m. à 24	1	1030,84	876,55	123,45	41,33	43,47	37,32	1,33

Quelques moyennes indiquant l'influence de l'âge du lait
sur sa composition.

De 1 jour à 5..	6	1032,69	877,20	122,80	40,06	35,78	45,35	1,61
De 5 j. à 15.	7	1030,33	869,39	130,61	41,69	41,34	45,44	2,17
De 1 j. à 1 mois	13	1031,69	872,84	127,16	40,40	39,55	45,38	1,83

3° Modifications du lait par le séjour dans les mamelles.

Voici ce que nous apprend l'observation à cet égard ; viendront ensuite les interprétations.

1° Dans la même traite, le lait est d'autant plus riche qu'il a été tiré plus tard ; le plus pauvre est celui qui vient le premier.

2° Le lait est d'autant plus séreux qu'on met plus d'intervalle entre deux traites consécutives.

Ainsi, contrairement à tout ce qu'on sait pour les autres humeurs de sécrétion, le lait devient de plus en plus aqueux à mesure que se prolonge son séjour dans les mamelles ; ce sont ses parties les plus grossières qui se trouvent d'abord résorbées.

Il n'a fallu rien moins que de nombreuses analyses pour faire ajouter foi à ce résultat paradoxal annoncé par M. Péligot dans son mémoire sur le lait d'ânesse ; résultat qui d'ailleurs contredisait en partie l'observation de Deyeux et Parmentier, lesquels nous ont appris que le lait d'une vache est moins abondant et plus riche en beurre quand on ne le tire qu'une fois en vingt-quatre heures.

Néanmoins je pense que l'étonnement doit cesser un peu, quand on réfléchit sur la nature et les usages du lait, qui sont bien différents de ceux des autres sécrétions.

En effet, la sécrétion du lait n'est qu'éventuelle, et elle ne se fait qu'à la condition que l'organe chargé de l'opérer reçoive à chaque instant une nouvelle excitation : il entrait dans le plan de la nature de tarir la sécrétion laiteuse dès qu'elle serait devenue inutile.

Or, quand le jeune animal n'exerce plus la succion accoutumée, ou bien quand on n'emploie plus aucun stimulus artificiel, le lait devient inutile; non-seulement il ne s'en fait pas désormais, mais même celui qui distendait la mamelle, lors de la dernière montée, ne tarde pas à disparaître.

Pour les autres sécrétions, telles que celle de l'urine et de la bile, les choses ne sauraient se passer ainsi, attendu que leurs usages commencent avec la vie et ne doivent finir qu'avec elle.

Au reste, il ne serait pas indifférent que les principes de l'urine ou de la bile fussent reportés dans le sang aussi rapidement que peut l'être le lait; tandis que celui-ci a une nature si voisine de celle du sang lui-même, qu'en y rentrant il ne peut apporter aucun trouble dans l'économie; loin de là, son caséum pourra faire de la fibrine, et sa matière grasse se brûler, ainsi que son sucre de lait, comme le feraient les principes analogues du fluide sanguin.

4° Modifications du lait par le régime alimentaire.

Le lait de femme est assez profondément modifié dans la quantité de ses matériaux solides par une nourriture insuffisante. Cette diminution porte presque exclusivement sur la densité et sur le chiffre du beurre et du caséum. D'après des observations faites par F. Simon, sur une femme indigente, on a trouvé :

	Eau.	Résidu solide.	Beurre.	Caséine	Sucre, matières extractives et sels.
11 novembre. Femme faible, sécrétion abondante....	914	86	8	35,5	39,5
18 novembre. Après une nourriture animale abondante..	880	119,4	34	37,5	45,4
1er décembre. Privations pénibles..	920	98	8	39	49
4 janvier. Après deux jours d'une nourriture animale abondante........	873,6	126,4	37	40	46

Des résultats analogues ont été trouvés par MM. Vernois et Becquerel, dont voici l'analyse :

	Alimentation bonne.	Alimentation médiocre.
Densité	1034,68	1031,91
Eau	888,86	831,80
Parties solides....	111,14	108,20
Sucre...........	42,97	43,88
Beurre..........	26,88	25,92
Caséum	39,96	36,88
Sels	1,33	1,52

Voici maintenant l'analyse de M. Doyère :

	Beurre.	Caséine	Albumine	Sucre.	Sels.
Nourrice très bien nourrie pendant trois jours....	76,00	8,50	4	73,10	1,50
La même nourrice, nourrie pendant trois jours avec du pain et des légumes en quantité insuffisante.	50,90	4,10	11	70,50	0,18

Ici le fait curieux est, comme précédemment, la diminution du beurre et de la caséine; mais, chose extraordinaire, il y a une augmentation de l'albumine, telle que la somme des deux éléments azotés dépasse de 2,50 la somme des deux éléments dans le premier cas. C'est encore là un lait nutritif, mais de qualité inférieure à celui de la femme bien nourrie.

On sait d'ailleurs que, chez les vaches et chez les animaux, la différence des aliments modifie profondément les qualités du lait, et Young rapporte qu'ayant nourri une chienne avec des aliments végétaux pendant huit jours seulement, son lait se coagulait spontanément, et par l'addition des moyens coagulants ordinaires, qu'il a offert une proportion plus considérable de crème et de matière caséeuse que dans le lait de chèvre. Le lait de cette chienne paraissait donc avoir pris les caractères du lait des ruminants. La même chienne ayant ensuite été nourrie de viande crue, le lait a diminué de quantité, ne s'est plus coagulé spontanément et a présenté des propriétés alcalescentes.

M. Péligot (1) reconnaît que la nourriture a de l'influence sur les proportions solides des principes du lait ; il serait porté à conclure que, pour les ânesses du moins, les betteraves donnent le lait le plus riche, puis viendraient la luzerne et le froment mélangés, et en dernier lieu les carottes.

Voici comment se sont exprimés depuis MM. Boussingault et Lebel (2) :

« En définitive, ce travail nous permet d'établir
» que la nature des aliments consommés n'exerce
» pas une influence bien marquée sur la quantité et
» la constitution chimique du lait (nous ne disons
» pas sur la qualité), si les vaches reçoi» vent les
» équivalents nutritifs de ces divers aliments. »

Disons cependant que certaines matières passent dans le lait, et que d'autres s'y développent sous l'influence d'une nourriture déterminée. Ces faits trouveront mieux leur place dans un autre chapitre.

(1) *Mémoire sur la composition chimique du lait d'ânesse* (*Annales de chimie*, 2ᵉ série, t. LXII, p. 432).

(2) *De l'influence de la nourriture des vaches sur la quantité et la constitution chimique du lait.*

5° Modifications du lait par les fonctions génitales.

Après le retour des règles chez une mère qui nourrit son enfant et pendant sa menstruation, la sécrétion laiteuse est souvent moins abondante et le lait un peu altéré dans sa composition. Il en est de même chez les nourrices mercenaires. On avait cru jusqu'ici que ce liquide devenait plus séreux sous l'influence de la menstruation ; c'est une erreur. S'il faut en croire les recherches de MM. Vernois et Becquerel, faites sur trois nourrices seulement, le lait deviendrait au contraire un peu plus dense et un peu plus riche en principes solides, ce qui le rend nuisible aux enfants, ainsi que le prouve une observation minutieuse et attentive.

Au reste, si l'analyse du lait ne peut servir de guide au médecin pour la conduite à suivre en cas de retour prématuré des règles chez une nourrice, l'expérience de l'éducation des enfants y supplée fort bien. Quelques enfants ne sont point influencés par le lait qu'ils prennent à l'époque menstruelle ; d'autres en sont malades, ils ont des insomnies, des coliques et de la diarrhée, un peu avant et durant la période menstruelle ; ils pâlissent, leurs chairs deviennent molles ; ils deviennent anémiques, et il faut les changer de nourrice ou les sevrer pour les conserver à la vie.

	Suspension des règles.	Réapparition des règles.	Présence actuelle des règles.	État normal.
Densité.........	1032,24	1031,94	1031,98	1032,67
Eau	889,51	886,44	881,42	889,08
Parties solides...	110,49	113,56	118,58	110,92
Sucre.........	43,88	41,68	40,49	43,64
Beurre.........	26,54	26,98	29,15	26,66
Caséum........	38,69	43,58	47,49	39,24
Sels	1,38	1,32	1,45	1,38

La grossesse, en général, fait cesser ou altère la sécrétion du lait, qui tend à repasser par l'état de colostrum et devient nuisible. Il y a cependant des exemples, mais ils sont bien rares, de femmes enceintes qui ont continué d'allaiter leur enfant jusqu'au terme d'une seconde grossesse, et je dirai même jusqu'à leur accouchement, comme je l'ai vu à l'Hôtel-Dieu, et cela sans que le nourrisson ait paru souffrir de cette déplorable pratique. Ce sont là des exceptions qui ne peuvent détruire les résultats multipliés de l'observation sur les mauvais effets de l'allaitement continué dans cette circonstance.

On ne sait rien de positif sur l'influence exercée par le coït ou rapprochement des sexes.

Les grossesses antérieures ont une influence marquée sur les qualités du lait : les femmes qui ont déjà eu des enfants (un ou deux, par exemple) sont meilleures nourrices que les primipares. Outre qu'elles ont l'expérience des enfants, leur lait est à la fois plus abondant et plus riche : il s'appauvrit, au contraire, à la suite de grossesses trop répétées, lorsque la femme est très affaiblie.

Voici d'ailleurs le tableau des moyennes fournies par MM. Vernois et Becquerel, et, comme on peut le voir, les résultats de leurs analyses confirment mon assertion.

	Moyenne de 31 nourrices primipares.	Moyenne de 58 nourrices multipares.
Densité............	1031,84	1032,30
Eau	889,35	885,53
Parties solides.....	110,65	114,47
Sucre	44,14	46,82
Beurre............	25,66	27,04
Caséum..........	39,46	39,27
Sels	1,39	1,37

6° Modifications du lait par la constitution, le tempérament et l'âge des nourrices.

Le lait n'est pas toujours aussi profondément modifié dans la proportion de ses éléments qu'on pourrait le croire par la constitution des femmes, et bien qu'une nourrice vigoureuse soit préférable à une nourrice chétive, il faut savoir que les femmes d'un tempérament lymphatique ont souvent un lait plus abondant et plus riche que celui des femmes d'un tempérament sanguin ou biliososanguin. Quant aux âges, le meilleur lait appartient aux femmes formées, ni trop jeunes ni trop vieilles, dont l'âge est compris entre vingt et trente-cinq ans.

On verra d'ailleurs, par le tableau suivant, de MM. Becquerel et Vernois, quelle est l'influence de la constitution des nourrices sur la composition du lait. Chose curieuse, ce sont les femmes qui sont signalées comme ayant une faible constitution qui présentent le lait le plus riche et qui se rapproche le plus du lait à l'état normal. Mais si l'on se rappelle ce que j'ai dit des qualités spécifiques, *vitales*, du lait, indépendantes de ses qualités chimiques, de manière à subordonner les résultats de l'analyse moléculaire aux résultats de l'observation clinique, on verra qu'ici j'ai eu raison de donner la préférence aux nourrices de forte constitution plutôt que de prendre les nourrices lymphatiques sur la foi d'une simple analyse chimique ; car dans le premier cas, les enfants profiteront de leur nourriture, tandis que dans le second, au contraire, ils ont toute chance de dépérir.

	Constitution forte.	Constitution faible.	État normal.
Densité.......	1032,97	1031,90	1032,67
Eau..........	911,19	887,59	889,08
Parties solides..	88,84	112,41	110,92
Sucre	32,55	42,88	43,64
Beurre	25,96	28,78	26,66
Caséum.......	28,98	39,21	39,24
Sels.........	1,32	1,54	1,38

Voici maintenant, pour l'influence des âges, ce qui motive la préférence qu'on doit donner aux nourrices de vingt à trente-cinq ans :

	De 15 à 20 ans.	20 à 25.	25 à 30.	30 à 35.	35 à 40.
Densité.......	1032,24	1033,08	1032,20	1032,42	1032,74
Eau	869,85	886,94	892,96	888,06	894,94
Parties solides.	130,15	113,09	107,04	111,94	105,06
Sucre.........	35,23	44,72	45,77	39,53	39,60
Beurre.......	37,38	28,21	23,48	28,64	22,33
Caséum	55,74	38,73	36,53	43,33	42,07
Sels	1,80	1,43	1,26	1,44	1,06

De toutes ces analyses qui représentent autant de moyennes tirées d'observations particulières, il résulte que, dans l'état physiologique de la nourrice, le lait est plus ou moins modifié dans la proportion de ses éléments, sans s'écarter beaucoup des limites fixées par les moyennes normales. Cependant, par la comparaison des différentes analyses et à l'aide d'un peu de réflexion, on peut arriver à déduire certaines propositions qui constituent autant de lois dans les changements relatifs des éléments du lait par rapport les uns aux autres. C'est ce qu'ont entrepris de faire MM. Vernois et Becquerel. Ainsi :

« Quand le chiffre des éléments du lait *s'élève*, l'augmentation porte principalement sur l'eau, le sucre et la caséine.

» Quand, au contraire, le chiffre des éléments du lait *s'abaisse*, la diminution porte particulièrement sur les sels et sur le beurre.

» Quand le sucre ou les sels augmentent ou diminuent, la densité ne *varie* pas.

» Quand le beurre et l'eau augmentent, la densité *s'abaisse*, et quand ces deux éléments diminuent, elle *s'élève sensiblement*.

» L'augmentation du chiffre de la caséine *augmente aussi* le chiffre de la densité; sa diminution le *fait très peu fléchir*.

» Quand la *totalité des parties solides* du lait augmente comparativement au fait contraire, le chiffre de la *densité est plus élevé*.

» Toutes les fois que les quatre éléments constitutifs solides du lait ont augmenté de proportion, l'eau *a diminué* de quantité, et *réciproquement*.»

Les éléments du lait ne sont pas solidaires entre eux, et il n'existe pas de proportionnalité absolue, régulière et constante dans leur développement en *plus* où en *moins*. On doit chercher à établir quel est l'élément sur lequel porte la plus grande augmentation, et ainsi de suite, pour fixer le degré d'importance relative de chaque élément.

Jusqu'ici donc, c'est surtout par l'étude de la *densité*, par l'étude du beurre, qu'on a cherché à faire, au moyen du lactoscope, des butyromètres ou du microscope, qu'on a voulu donner une *idée juste de la richesse du lait.* Ces moyens permettent de dire si le lait contient peu ou beaucoup d'*eau*, s'il renferme plus ou moins de *beurre*, ce qui est la principale recherche à faire ; mais voilà tout. MM. Becquerel et Vernois ont tenté de faire davantage et mieux ; ils nous ont montré par l'expérience que l'analyse quantitative des éléments du lait pouvait fournir des données toutes différentes et d'une grande importance dans l'appréciation des qualités de cet aliment liquide du premier âge. Malheureusement, leurs analyses ne sont pas encore assez nombreuses, et le lait est si différent de lui-même, chez la même femme, aux différentes heures du jour, avant ou après le repas, avant ou après le sommeil, au commencement et à la fin d'une traite, son analyse est réputée si difficile par les meilleurs chimistes, qu'il faudrait énormément plus d'analyses qu'il n'y en a de faites aujourd'hui, pour permettre de tirer des conséquences rigoureuses de quelques différences de chiffres, indiquant des modifications de quantité d'un élément du lait à un ou deux millièmes près.

CHAPITRE II.

MODIFICATIONS DU LAIT PAR LES SUBSTANCES MÉDICAMEN-
TEUSES ET PAR LES MALADIES DE LA NOURRICE.

Diverses circonstances morales et pathologiques peuvent agir sur la sécrétion du lait, comme elles agissent sur toutes les autres sécrétions. Le lait peut être rapidement modifié dans sa quantité absolue et dans la proportion de chacun de ses principes constitutifs. Il en résulte divers degrés d'abondance générale, de richesse et de pauvreté de cette sécrétion, qui exercent une influence très fâcheuse sur les enfants, et quelquefois des maladies, que je ferai connaître plus loin, dans le livre XX de ce *Traité d'hygiène de la première enfance*, lorsque je traiterai de l'influence des maladies des nourrices sur la santé des petits enfants.   -

Trois sortes d'influences exercent une action bien réelle sur la quantité et sur la quotité des éléments du lait. Ce sont : 1° celle des substances introduites accidentellement ou avec les aliments dans l'économie ; 2° celle des affections morales ; 3° celle des diathèses et des maladies proprement dites.

1° Altérations du lait par les substances médicamenteuses ou autres.

Certaines matières colorantes, telles que celle de la garance, passent dans le lait. Une autre paraît s'y développer chez quelques ruminants : je veux parler de la matière bleue, analogue à l'indigo par ses qualités physiques et chimiques, qui recouvre parfois le lait des vaches ou des brebis dont la constitution se trouve favorable, et qui sont soumises à l'usage du sainfoin.

Le principe amer de l'absinthe, les principes odorants de l'ail, du thym, le principe purgatif de la gratiole, passent dans le lait. Le *Pimpinella anisum*, donné aux nourrices, dit Cullen, produit un effet sensible sur leurs nourrissons, et remédie aux coliques dont ils sont affectés.

Mais ce qui nous importe surtout, c'est de savoir que les substances médicamenteuses passent dans le lait, et peuvent ainsi parvenir de la mère à l'enfant.

On a retrouvé dans le lait de femme le fer donné à la nourrice, le sulfate de quinine, le chlorate de potasse, médicaments faciles à retrouver au moyen des réactifs, etc.

Pour découvrir la présence du chlorate de potasse, on teint le lait en bleu clair avec du sulfate d'indigo, et en y faisant tomber quelques gouttes d'acide sulfureux dissous dans l'eau, la coloration bleue disparaît ; l'acide sulfureux a enlevé à l'acide chlorique son oxygène, et dégagé du chlore qui anéantit la couleur bleue de l'indigo.

Le sulfate de quinine s'y révèle à l'aide de l'iodure de potassium ioduré, et l'on remarque en outre que le lait a perdu une partie de sa saveur sucrée. On traite 60 grammes de lait par de l'alcool à 40 degrés pour enlever les matières grasses caséum, et, dans le résidu filtré, on ajoute l'iodure de potassium ioduré qui forme un léger précipité jaunâtre (1).

L'iode de l'iodoforme n'y a été rencontré que dans l'urine des petits nourrissons, par M. Maitre. Voici l'expérience. Une chienne de moyenne taille, allaitant deux petits, a été soumise à l'action de l'iodoforme, deux fois par jour, pendant une semaine. Chaque jour elle prenait matin et soir 10 centigrammes d'iodoforme dissous dans 10 grammes d'huile d'amandes douces. L'animal n'a éprouvé aucun trouble fonctionnel. Une heure après l'ingestion du médicament, l'iode a été re-

_____

(1) Ce réactif n'est pas spécial au sulfate de quinine, et sert également pour tous les autres alcaloïdes végétaux.

trouvé dans les urines et dans le lait de la mère, et quatre heures après, dans l'*urine des petits* qu'elle nourrissait.

Sur des ânesses, M. Péligot a reconnu dans leur lait de l'iodure de potassium au bout de six jours d'administration ; il y a retrouvé le sel marin, etc.

2° Altérations du lait par les affections morales.

On trouve relatés partout des faits tendants à démontrer la funeste influence qu'exercent sur la quantité et les qualités du lait la frayeur, la colère, les attaques nerveuses, mais on ignore complétement la nature, le genre d'altérations que subit cette sécrétion en pareilles circonstances ; altérations parfois assez profondes pour amener la mort immédiate du nourrisson, comme on en cite plusieurs exemples.

Il en est des glandes mammaires comme de la glande lacrymale et de quelques autres organes glanduleux placés à la surface du corps : leur fonction sécrétante se rattache intimement à l'énergie de la vie morale, et elle subit très facilement l'influence des passions.

Quand la mère éprouve de violentes impressions morales, l'enfant qu'elle nourrit est agité, mal à son aise, et il est quelquefois pris de convulsions. On prévient ce fâcheux accident en laissant perdre le lait renfermé dans la mamelle au moment de la perturbation morale, et en ne permettant à l'enfant de teter que si le calme est complétement rétabli chez la mère.

Ainsi Petit-Radel rapporte qu'un enfant fut promptement saisi de convulsions pour avoir teté sa nourrice, après que cette malheureuse femme avait été maltraitée et fouettée pour une faute très légère. Boerhaave assure qu'un enfant fut tourmenté de mouvements convulsifs après avoir teté le lait d'une femme qui était ivre. Parmentier et Deyeux rapportent également que, chez une femme en proie à des attaques de nerfs, le lait devenait en moins de deux heures presque transparent, et, de plus, visqueux comme du blanc d'œuf, et ne reprenait ses qualités naturelles qu'après la cessation des accès (1). On rapporte qu'une nourrice encore émue du danger que venait de courir son mari dans une querelle avec un soldat, qui venait de tirer le sabre contre lui, et auquel elle avait arraché cette arme, présenta le sein à son enfant, âgé de onze mois et bien portant. L'enfant le prit, puis le quitta bientôt avec agitation, et mourut en quelques instants. Le docteur Contesse a signalé,

(1) *Annales de la littérature médicale britannique.*

dans sa thèse inaugurale, un fait du même genre :
M. et Mme Sev..... eurent onze enfants. La mère,
sujette à se laisser emporter par la colère, en nourrit dix qui périrent à divers âges de maladies de
langueur ; elle-même succomba à une affection
aiguë. Le onzième enfant fut confié à une nourrice
étrangère, et eut le bonheur d'en rapporter une
brillante santé. — Sont-ce bien là les effets des
affections morales d'une mère nourrice sur la
santé de son enfant? C'est ce qu'il est difficile
de dire, mais la coïncidence n'en est pas moins
curieuse à signaler.

Sur une femme qui venait de perdre un enfant
unique et qui était prise de sanglots, de tremble-
ments nerveux et de fièvre, MM. Becquerel et
Vernois ont pu recueillir du lait peu d'heures
après les accidents, et ils en ont fait l'analyse suivante :

Densité	1032,99
Eau	908,93
Parties solides	91,07
Sucre	34,92
Caséine	50,00
Beurre	5,14
Sels	1,01

La diminution des parties solides du lait, et no-
tamment du beurre, qu'on remarque dans cette

analyse, en même temps que l'augmentation considérable du chiffre de l'eau, est une chose fort curieuse, et serait digne de la plus grande attention, si le temps écoulé entre l'accident et la tirée du lait, c'est-à-dire si le séjour du lait dans les mamelles n'était pour rien dans ce résultat.

On sait d'ailleurs, et Burdach (1) nous le rappelle, que les vaches donnent moins de lait quand elles sont traites par une main étrangère. Elles n'en fournissent pas, d'après Schubler, lorsque la servante les a maltraitées, ou lorsqu'elles sont entourées d'un grand nombre de personnes inconnues. Comme il n'y a point d'appareil musculaire dans la mamelle, on ne peut lui attribuer cette diminution de l'écoulement lacté. C'est un effet entièrement involontaire, qui dépend d'abord de ce que, dans la répugnance de l'animal, le sang afflue en moindre quantité dans les glandes mammaires, qui deviennent moins actives, et ensuite d'une sorte d'occlusion des orifices excréteurs par le tissu érectile qui les entoure.

On sait aussi que la vue du nourrisson, l'idée de le voir au sein, la joie qui en résulte pour certaines mères, exercent sur la sécrétion du lait une

(1) *Traité de physiologie*, trad. de l'allemand par A.-J.-L. Jourdan. Paris, 1839, t. IV, p. 379.

influence morale tout à fait indépendante de leur volonté. Elles sentent monter le lait dès qu'elles revoient leur enfant, ou si elles y pensent trop vivement; et chez une femme qui vit le sien tomber à terre, le lait s'arrêta et ne reparut que lorsque l'enfant, revenu à lui-même, parut essayer de prendre le sein.

On trouvera plus loin, dans le chapitre de l'influence des maladies des nourrices sur la santé des enfants, d'autres faits du même ordre et qui me serviront à établir la réalité du trouble occasionné dans la santé des nourrices par leurs différentes affections morales.

3° Altérations du lait par les diathèses et par les maladies proprement dites.

La sécrétion lactée s'altère dans les maladies, cela est incontestable, mais on ignore quelle est la véritable nature de l'altération qu'elle subit. Peu de recherches ont été faites sur ce point. On connaît celles de M. Donné; elles sont relatives aux modifications que le microscope fait découvrir dans le lait des femmes atteintes d'engorgements et d'abcès du sein. Je dirai, dans un instant, quels sont les résultats publiés par ce médecin. Dans les autres maladies de la nourrice, et elles sont nombreuses, les modifications de composition du lait n'ont été que fort peu étudiées. Sauf les analysés de MM. Vernois et Becquerel relatives au lait de cinq nourrices affectées de différentes maladies aiguës ou chroniques, et d'où ressortent des conclusions pleines d'intérêt, il n'y a rien à indiquer.

D'une manière générale, dans les maladies aiguës, la quantité du lait est fort diminuée ; le poids des parties solides augmente et celui de l'eau diminue : le beurre, le caséum et les sels s'accroissent; le sucre diminue dans la même proportion. Souvent, si la fièvre est très vive, la sécrétion se tarit entièrement. Une expérience bien curieuse, et qui aurait besoin d'être renouvelée, a été faite par Rechou (1). Après avoir soumis, à deux reprises, une vache nourricière à des purgations réitérées avec le jalap, le lait diminua, devint séreux, et le veau fut purgé ; à la seconde série de purgations continuées tous les deux jours pendant un mois, le veau mourut, puis enfin la vache.

Dans l'engorgement du sein, le lait reprend les caractères du colostrum. On y trouve alors des

_____

(1) *De l'abus des purgatifs* (*Journ. de méd.*, XXXVII).

corps granuleux et des îlots de globules soudés par du mucus.

Dans les abcès de la mamelle qui intéressent le tissu glanduleux lui-même, ainsi que dans les abcès sous-mammaires ouverts en avant, ou dans les abcès mammaires proprement dits, on trouve dans le lait des globules de pus reconnaissables à leur con-tour frangé, etc. (*fig.* 3).

Dans l'ictère, le lait renferme souvent quelques-uns des élé-ments de la bile, et principa-

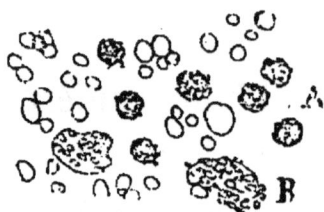

Fig. 3.—Lait mêlé de pus, A, et de colostrum, B.

lement sa matière colorante jaune, ce qui donne à ce liquide une teinte safranée, qui se change en vert par l'addition d'une petite quantité d'acide nitrique. C'est une expérience que j'ai eu occasion de faire plusieurs fois, et qui a été faite également par M. Gorup-Besanez (1).

Dans cette maladie des vaches appelée *cocotte*, M. Chevreul a trouvé dans le lait des globules muqueux et purulents en assez grande quantité.

Au moyen de l'analyse chimique, on voit que dans les maladies, quelle que soit leur nature, la proportion des matériaux solides augmente en

(1) *Archives de médecine.*

même temps que diminue la proportion d'eau.
D'après les analyses que je rapporte, le fait serait
plus marqué dans les diathèses et dans les maladies chroniques que dans les maladies aiguës
fébriles. Or cette augmentation du chiffre des
principes constituants solides du lait forme, indépendamment de son influence générale et de son
action spécifique sur la nutrition, une altération
fàcheuse, d'où résultent de fréquentes indigestions
pour l'enfant et des entérites consécutives.

Dans vingt-sept cas de *diathèses* et de *maladies
chroniques* chez des nourrices dont le lait a été
analysé, voici ce que MM. Vernois et Becquerel
ont trouvé :

	Moyenne.	Maximum.	Minimum.
Densité.........	1031,51	1038,32	1027,07
Eau............	879,89	923,58	832,96
Parties solides...	120,11	167,04	89,51
Sucre..........	46,16	57,98	30,38
Caséum.........	35,50	47,49	12,70
Beurre.........	36,71	73,05	6,90
Sels...........	1,74	3,35	0,61

Au contraire, dans dix-huit cas de *maladie aiguë
fébrile*, l'analyse a donné les résultats suivants :

	Moyenne.	Maximum.	Minimum.
Densité.........	1031,20	1035,28	1025,57
Eau.............	844,91	911,35	869,12
Parties solides...	115,09	130,78	88,65
Sucre	33,10	48,71	19,50
Caséum.........	50,40	66,26	34,62
Beurre	29,86	56,37	5,14
Sels............	1,73	6,95	0,67

Voici enfin le tableau détaillé de chacune des maladies qui figurent dans cet ensemble, avec les moyennes pour chaque maladie en particulier. C'est la première fois qu'on a fait ce travail, et l'on doit féliciter les auteurs qui l'ont entrepris. On pourrait peut-être désirer des analyses plus nombreuses et portant sur un plus grand nombre de nourrices, dans les différentes maladies qui les peuvent atteindre, car ce n'est pas d'après une seule analyse de lait, dans une maladie aiguë, chronique ou diathésique, qu'il est possible d'établir un rapport pathogénique quel qu'il soit. Il faudrait des centaines d'analyses sur chaque cas particulier de maladie pour arriver à un résultat aussi important que désiré. Malgré tout, ce travail sur le lait des nourrices est encore le plus important de tous ceux qui ont été publiés jusqu'à ce jour.

	DENSITÉ.	EAU.	PARTIES solides.	SUCRE.	CASÉUM.	BEURRE.	SELS.
Résumé de l'influence des maladies chroniques et de quelques diathèses sur la composition du lait.							
Ophthalmie chronique (2 cas)......................	1031,30	882,13	117,86	46,29	37,05	32,82	1,70
Pleurésie chronique (2 cas).......................	1032,74	892,84	107,16	45,26	36,46	24,25	1,19
Entérite chronique (1 cas).......................	1032,28	861,34	138,66	50,25	39,19	48,53	0,89
Diète absolue pendant sept jours (1 cas).............	1027,07	885,17	114,83	30,38	46,13	37,28	1,04
Bronchite chronique (1 cas)..................	1032,40	887,77	112,23	47,05	39,89	23,83	1,46
Métro-vaginite chronique (1 cas)..................	1030,81	878,35	121,65	42,25	25,21	51,98	2,21
Hémoptysie, tubercules pulmonaires (5 cas)............	1031,41	892,53	107,47	42,93	38,46	24,39	1,69
Tubercules pulmonaires sans diarrhée ni amaigrissement..	1031,84	876,59	123,41	42,14	37,46	41,82	1,99
Tubercules pulmonaires avec diarrhée et amaigrissement...	1031,38	903,16	96,84	43,45	39,14	12,76	1,49
Abcès du sein (5 cas)...........................	1031,22	887,08	112,92	41,72	35,89	34,23	1,08
Syphilis (9 cas)................................	1029,79	866,39	133,61	52,32	32,14	46,73	2,42
Syphilis sans traitement mercuriel..................	1028,89	850,41	149,59	56,34	33,82	57,04	2,39
Syphilis avec traitement mercuriel..................	1030,24	874,05	125,95	50,32	31,30	41,89	2,44
Résumé de l'influence de quelques maladies aiguës fébriles en particulier.							
Entérite aiguë (1 cas)........................	1030,68	883,22	116,78	33,21	50,30	31,53	1,74
Pleurésie aiguë (1 cas).........................	1033,98	888,85	111,05	32,94	49,55	27,77	0,79
Colite aiguë................................	1025,57	869,60	130,40	32,02	42,86	54,12	1,40
Trouble moral très vif avec fièvre (1 cas)	1032,99	908,93	91,07	34,92	50,00	5,14	1,01
Malaise général, courbature, fièvre (1 cas).....	1032,44	880,32	119,68	32,14	47,70	32,89	0,95
Métro-vaginite aiguë (4 cas).....................	1033,40	884,70	115,30	40,00	56,71	17,12	1,47
Métro-péritonite aiguë (9 cas)...................	1030,30	885,09	114,91	30,07	48,33	35,03	1,48

CHAPITRE III.

DE LA QUANTITÉ DU LAIT CHEZ LES NOURRICES.

La quantité du lait chez les nourrices est une chose fort difficile à apprécier d'une façon rigoureuse par l'analyse chimique. — Il est presque impossible de savoir ce qui est sécrété dans les vingt-quatre heures, et l'inspection des seins, faite à divers moments du jour, à des époques plus ou moins rapprochées de l'allaitement, n'apprend rien à cet égard. — On peut juger que sa quantité est suffisante par la sensation de la mère ou de la nourrice au moment de l'allaitement. Cette sensation est connue sous le nom de *montée* du lait. En effet, les femmes dont le lait est fort abondant le sentent monter à mesure que l'enfant tette, et il s'écoule en abondance par le sein inoccupé.

On y arrive encore approximativement par l'observation de l'enfant qui tette. S'il fait des efforts considérables, s'il demande souvent le sein, c'est que le lait est peu abondant. S'il termine rapidement ses repas, et qu'il se contente d'en faire un petit nombre par jour, si surtout le lait ruisselle sur ses lèvres, alors il est abondant. Un autre moyen d'arriver d'une manière plus sûre à cette approximation, c'est le procédé de M. Natalis Guillot, qui fait peser l'enfant avant et après la mise au sein. La différence du poids indique la quantité de lait avalée. Chaque tetée doit retirer de 80 à 150 et 200 grammes de lait ; mais au-dessous de 80 grammes, la quantité de lait est insuffisante pour les besoins de la nutrition, et il faut changer la nourrice. Un enfant peut teter ainsi, par jour, jusqu'à 1500 grammes de lait.

CHAPITRE IV.

DES QUALITÉS DU LAIT CHEZ LES NOURRICES.

Il y a deux manières d'apprécier les qualités du lait chez une nourrice : 1° l'analyse optique ; 2° l'analyse chimique, qui permet de fixer la proportion des éléments de ce liquide.

Au moyen de l'analyse optique, on peut constater la richesse et la bonne élaboration du lait, c'est-à-dire la quantité de globules ou de crème qu'il contient, ensuite la forme plus ou moins volumineuse sous laquelle se présente la matière grasse.

Le microscope facilite beaucoup l'étude des globules. Leur nombre est en rapport avec la richesse et les qualités nutritives du lait. Plus il renferme de globules, plus ce liquide est substantiel, le caséum et le sucre étant assez souvent en proportion de la qualité des globules laiteux, qui représentent la partie grasse ou butyreuse. Trop ou trop peu de globules sont chose également fâcheuse.

Le volume des globules est de la plus haute importance.

Quand le microscope nous fait voir de très petits globules, de la poussière de globules, il est présumable que le lait est mal élaboré; quand il nous montre des globules trop volumineux, le lait est indigeste.

La richesse du lait peut encore s'apprécier de diverses façons. On en a une idée grossière par l'aspect seul : ainsi le lait est d'autant plus convenable qu'il est plus opaque, plus mat.

Le microscope donnerait une idée un peu plus précise du volume et de la quantité des globules.

Enfin, différents procédés ont été imaginés pour mesurer avec plus ou moins d'exactitude la richesse du lait, en n'entendant par ce mot que la proportion de beurre qu'il renferme, proportion qui d'ailleurs ne suit pas toujours invariablement celle de la caséine.

L'un de ces procédés a été récemment découvert par M. Leconte, agrégé à la Faculté de médecine, et il me paraît excellent. Je l'ai employé plusieurs fois avec avantage. Il consiste à faire bouillir dans un tube spécial, large de 2 centimètres, dans une longueur de 20 centimètres, et large d'un demi-centimètre dans une longueur de 10 centimètres, le lait à expérimenter. Ce tube, ouvert par le bout le plus large, est fermé par le petit bout qui est gradué (*fig.* 4). On verse du lait, par la partie large, jusqu'à une certaine hauteur, et on achève de remplir le tube avec de l'acide acétique très concentré. On chauffe légèrement : le caséum se précipite ; le beurre monte à la surface du liquide. On ferme le tube avec un bouchon qui doit arriver au niveau du liquide et on le renverse : le beurre monte alors dans la partie rétrécie, graduée d'avance, et il n'y a plus qu'à compter les divisions qu'il occupe.

Cette analyse facile, et qu'on peut faire en moins de cinq minutes, donne des résultats d'une grande précision.

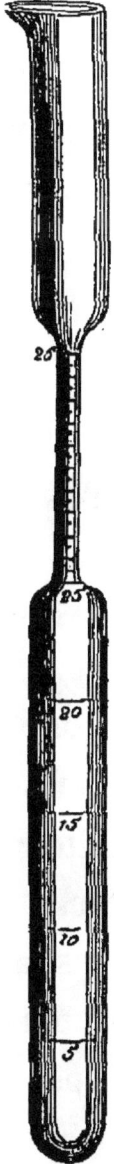

FIG. 4.
Lactomètre.

Un autre procédé butyrométrique a été imaginé

par M. Marchand (1), pharmacien à Fécamp.

Le fait sur lequel repose ce nouveau procédé est celui-ci : Si l'on agite le lait avec parties égales d'éther en volume, on dissout, comme on le savait déjà, le beurre que renferme le lait. Mais si l'on ajoute au mélange un volume d'alcool égal à celui de l'éther, le beurre primitivement dissous se sépare et vient surnager le liquide sous forme d'une couche huileuse, de telle façon que si l'on opère dans un tube gradué, on pourra lire directement sur le tube la quantité de matière huileuse qui s'est séparée, et qui se trouve dans un certain rapport avec la quantité de beurre elle-même contenue dans le lait essayé.

Pour éviter la coagulation partielle du caséum, qui aurait lieu par le mélange du lait avec l'éther et l'alcool, et qui s'opposerait à la séparation complète et facile du beurre, M. Marchand a eu l'heureuse idée d'ajouter au lait essayé une petite quantité de soude caustique qui, sans altérer la matière grasse dans les conditions dans lesquelles on agit, présente cet avantage de maintenir le caséum dans un état de dissolution indispensable à la réussite de l'essai.

L'essai se fait dans un tube divisé en trois capa-

(1) *Bulletin de l'Académie de médecine*, t. XIX, p. 1101.

cités égales correspondant aux quantités de lait, d'éther et d'alcool qu'on doit employer.

Toute la manipulation consiste en ceci. Introduire dans le tube d'essai une quantité déterminée de lait ; ajouter une goutte de dissolution de soude caustique à 36° de densité. Agiter le mélange, sur lequel on verse ensuite un volume d'éther égal à celui du lait ; agiter de nouveau. Enfin ajouter l'alcool de 86° à 90° centésimaux ; agiter encore pendant quelques instants, et jusqu'à ce que les caillots de caséum qui auraient pu se former par le mélange soient entièrement divisés. Laisser déposer à une température de 43° environ. On voit alors la matière huileuse surnager. Au bout d'un certain temps, cette couche huileuse, plus ou moins colorée en jaune, est devenue transparente ; elle cesse d'augmenter de volume. Le liquide inférieur devient lui-même d'une transparence presque complète. On lit alors sur le tube le nombre de centièmes occupés par la couche supérieure, et l'on cherche dans le tableau dressé par M. Marchand à quelle quantité de beurre correspond la proportion de matière grasse indiquée par l'instrument. L'expérience ne dure pas en tout plus de douze à quinze minutes.

Ce butyromètre de M. Marchand est un moyen

commode mis à la disposition des chimistes et
même des personnes étrangères à cette science,
pour déterminer la proportion de beurre que renferme le lait et pour apprécier approximativement
sa valeur vénale.

Le procédé est simple, d'une exécution très facile. Le résultat peut être obtenu en quelques
minutes et avec une exactitude suffisante pour la
pratique. Toutefois, de même que tous les procédés qui ne tiennent compte que d'un seul élément,
il ne donne pas une idée absolue de la richesse
du lait, mais seulement sa richesse relativement
au beurre.

Un troisième procédé consiste dans l'emploi
d'un autre *lactomètre*, il a été inventé pour mesurer l'épaisseur de la couche de crème. Il repose
sur ce fait que lorsque le lait est abandonné à lui-
même, il se sépare en deux couches, dont la supérieure, due à la réunion des globules laiteux, constitue la crème; or, la quantité de crème donne
la richesse du lait, tout au moins quant à ses matières grasses. - Le lactomètre consiste en une
éprouvette divisée en 100 parties; après l'avoir
remplie de lait qu'on laisse reposer vingt-quatre
heures pour que la séparation soit complète, on
note le nombre de degrés occupés par la crème.

Un lait de bonne nature renferme environ 3 parties de crème pour 100.

Il est encore un *lactomètre* qui appartient à M. Donné, et qui porte le nom de *lactoscope*; il permet de mesurer l'opacité du lait, laquelle est proportionnelle, comme on sait, à la quantité de beurre ou de crème. Cet instrument n'est plus employé aujourd'hui.

« Le *lactoscope* consiste en un tuyau oculaire composé de tubes concentriques montant l'un sur l'autre, à vis. Chaque tube porte une glace plane; les deux glaces peuvent être, au moyen d'un pas de vis, amenées à un contact parfait. Le rapport des tubes entre eux est indiqué à cet instant par la coïncidence d'un zéro placé sur l'un d'eux, vis-à-vis d'une petite flèche gravée sur l'autre; l'espace généré entre les glaces, à mesure que l'on dévisse les tubes, est indiqué par une division tracée sur la circonférence du tube intérieur.

»Comme l'inclinaison du pas de vis est fort petite, on comprend que la division inscrite sur la circonférence permettra d'apprécier avec facilité des quantités même minimes; puisque, par exemple, cette circonférence, divisée en 50 parties, donnera le moyen de fractionner par 1/50ᵉ l'espace engendré à chaque tour par un pas de vis de 1/2 millimètre d'écartement.

» C'est dans l'espace compris entre les deux glaces, et variable à volonté, que l'on verse le lait que l'on veut comparer. Il en faut une quantité suffisante pour ne plus permettre de voir la flamme d'une bougie placée à un mètre de distance. L'instrument, ainsi chargé, s'intercale entre l'œil de l'observateur et la lumière. En diminuant alors progressivement la couche du lait, en vissant lentement un tube sur l'autre, et repoussant ainsi les glaces, on arrive à une épaisseur au travers de laquelle l'image de la flamme commence à poindre : c'est le moment de s'arrêter. La lecture du rapport de la division avec la flèche indicatrice donnera l'épaisseur de la couche à cet instant. En dévissant plusieurs fois de suite ces tubes, pour rendre à la couche de lait son opacité, et les ramenant au point où l'image commence à paraître, si l'on retrouve chaque fois le même rapport entre la division et la flèche indicatrice, on sera certain de l'exactitude d'un tel moyen d'observation. »

Cet instrument est, en effet, fort ingénieux, et permet de constater facilement la richesse en crème du lait d'une nourrice. Quoique insuffisant, c'est un bon moyen à employer dans cette circonstance ; car il est impossible d'arriver à aucun résultat positif en faisant bouillir le lait dans une cuiller, en regardant par transparence, au travers d'une goutte de ce liquide déposée sur l'ongle, etc., comme on le faisait autrefois.

Il suffit de mettre dans l'instrument une petite quantité du lait qu'on veut examiner. Une couche mince de ce liquide suffit pour éclipser la lumière de la bougie lorsque la quantité de crème est considérable. Il en faut, au contraire, une couche plus épaisse lorsque le lait est aqueux, appauvri, et ne renferme qu'une petite quantité de crème.

Si l'instrument est bien gradué, comme on a sous les yeux la marque de l'écartement des glaces pour un bon lait ordinaire, ce chiffre sert de comparaison pour les diverses espèces de laits que l'on pourrait avoir à juger.

Si l'on veut, au contraire, employer l'analyse chimique pour déterminer la proportion exacte des divers éléments du lait, il faut mettre en usage le procédé de MM. Becquerel et Vernois, ou le procédé de MM. Regnault et Doyère, qui est plus exact, puisqu'il donne de plus que le précédent le chiffre de l'albumine. Voici le procédé de M. Becquerel :

On prend de 40 à 50 grammes de lait qu'il faut

partager en trois portions, l'une de 8 à 10 grammes, et les deux autres de 15 à 20 grammes.

La première portion, celle de 8 à 10 grammes, est mise dans un flacon à densité de même capacité, et à l'aide des procédés connus on a très facilement la densité du lait, comparée à celle de l'eau distillée à une température déterminée. Lorsqu'on n'a qu'une faible quantité de lait à sa disposition, la recherche de la densité, ayant moins d'importance que les autres résultats, peut être négligée.

La deuxième partie du lait (de 15 à 20 grammes à peu près) est destinée à fournir la quantité de sucre, le poids des matières extractives et des sels. Pour obtenir le poids du sucre, on traite ces 15 à 20 grammes de lait par 5 ou 6 gouttes de présure et 4 ou 5 gouttes d'acide acétique. On agite avec une spatule, on porte le tout, dans une capsule de platine, à une température de 50 à 60 degrés, et l'on jette sur un filtre. Dans cette opération, qu'il faut effectuer rapidement, le caséum se coagule, entraînant la matière grasse, et le filtrage laisse passer le sérum parfaitement clair et limpide. Quelquefois il faut une seconde filtration ou un repos de deux à trois heures pour que cette limpidité soit parfaite. Ce sérum est placé dans un polarimètre gradué de Soleil. On constate la dé-

viation à droite, et, à l'aide d'une table dressée
d'avance, on a d'une manière extrêmement exacte
la quantité de sucre de lait contenue, par exemple,
dans 1000 parties de lait. Pour avoir le poids des
matières extractives et des sels solubles, on dessèche le sérum, on pèse le résidu sec, et la différence entre le poids du sucre et le poids total du
sérum desséché donne la quantité de matières extractives cherchée. Cette dernière évaluation n'est
toutefois pas aussi exacte que celle du sucre, mais
elle est suffisante.

La troisième partie du lait qui a été mise à part,
et qui est de 15 à 20 grammes, est pesée à l'état
liquide, puis desséchée à une température de 70 à
80 degrés centigrades longtemps prolongée ; on
prend le poids du produit desséché. Ce produit est
traité par l'éther qui enlève toute la matière
grasse ; on filtre, on dessèche de nouveau et l'on
pèse. Le poids trouvé est la somme du caséum, du
sucre et des matières extractives. La différence
avec le premier poids exprime la quantité de
beurre. On rapporte le tout à 1000. On a donc, à
part la quantité : 1° du sucre, 2° des matières
extractives, 3° du caséum. Si l'on additionne ces
trois poids et que l'on retranche de la somme obtenue le poids fourni par le produit du lait dessé-

ché, on a une différence qui donne la quantité du
caséum. L'analyse du lait est donc complète, et,
ainsi que nous l'avons dit, en rapportant tous les
résultats à 1000 grammes de lait, on a : 1° la densité du lait, 2° l'eau, 3° le beurre, 4° le sucre,
5° les matières extractives solubles, 6° le caséum.
L'incinération donnerait le poids absolu des sels.

Enfin, si l'on en croit les recherches de M. Blot,
qui ont besoin d'être vérifiées, on aurait un
moyen indirect de juger des qualités du lait par
l'examen de la quantité de glycose renfermée
dans les urines des nourrices.

Il paraîtrait, d'après cet auteur, que chez
toutes les femmes en couches et chez les nourrices,
l'urine renfermerait une notable proportion de
sucre qui varie de 1 à 12 millièmes. La proportion du sucre augmenterait avec la quantité de lait,
et elle cesserait avec la lactation ; formant ainsi
un état puerpéral physiologique et transitoire. Si
le résultat de ces recherches est confirmé, ce dont
je doute un peu, parce qu'il me semble que M. Blot
a pris pour du glycose une matière organique de
l'urine capable de réduire les sels de cuivre par la
chaleur, on pourra dire qu'il y a dans les urines
un caractère capable de faire apprécier les bonnes
qualités ou l'insuffisance des nourrices.

LIVRE VIII.

DES NOURRICES EN GÉNÉRAL.

Il y a deux sortes de nourrices : celles qui viennent prendre des enfants à Paris pour les emmener chez elles à la campagne ; et celles qui veulent entrer au milieu d'une famille pour nourrir sous la surveillance des parents : ce sont des nourrices sur lieu.

Les premières ne peuvent être que très difficilement surveillées ; elles soignent l'enfant bien ou mal, suivant les qualités de leur cœur. Chez elles, tout est livré au hasard. Tant mieux si l'on a sa nourrice dans un pays où l'on connaît quelqu'un qui puisse la visiter et lui donner des conseils ; mais il n'en est pas toujours ainsi, et les parents n'ont personne qui puisse les informer de ce qui se passe loin d'eux. Les nourrices emportent un nouveau-né, après avoir promis de sevrer leur enfant ; mais souvent elles n'en font rien, elles donnent à teter à l'un et à l'autre. Il va sans dire que le leur est le mieux partagé, et que ce qui les encourage dans cette manière de faire, c'est le défaut de surveillance.

CHAPITRE PREMIER.

DES PAYS QUI FOURNISSENT LES MEILLEURES NOURRICES.

Quand un enfant doit être élevé à la campagne, il faut choisir un endroit peu éloigné de Paris, où l'on puisse aller facilement, pour surprendre la nourrice lorsqu'elle ne s'y attend pas. On prendra de préférence des femmes qui habitent des pays secs et non marécageux. Ainsi les nourrices normandes, picardes et bourguignonnes sont les meilleures; les nourrices de l'Orléanais, du Berry, de la Sologne, sont très mauvaises, à cause des localités où elles emmènent les enfants. Ces pays sont infectés par une maladie endémique grave, la fièvre intermittente, et les enfants y sont en général pâles, étiolés et fiévreux; leur ventre gros, leur rate gonflée, leurs jambes œdématiées; ils ont souvent la fièvre, qu'on ne sait pas reconnaître et qui finit par les faire périr. Ces pays sont ceux de tous où la mortalité des enfants est le plus considérable.

Parmi les nourrices de la campagne qui viennent à Paris chercher des enfants, il en est qui sont filles; d'autres sont mariées à des ouvriers, et d'autres à des cultivateurs : il faut autant que possible choisir parmi ces dernières. En voici la raison. Elles ont leur ménage, une vache ; et si, par hasard, elles n'en ont pas, il s'en trouve toujours dans le voisinage. Alors on est sûr que, dans le cas d'indisposition de la nourrice, ou de diminution dans la quantité de son lait, l'enfant ne peut souffrir, puisqu'on peut lui donner du lait de vache, très facile à se procurer.

Au contraire, les femmes d'ouvrier qui se proposent pour être nourrices n'ont pas de ferme et pas de vache de labour ; elles habitent quelquefois dans des lieux où il est difficile de se procurer du lait. Lorsque l'ouvrage manque, la misère entre au logis ; la femme souffre, son lait s'altère, et l'enfant en subit la conséquence, car on lui donne des bouillies, des soupes, du pain sec, et d'autres aliments qui ne conviennent pas à ses organes encore trop peu développés.

Dans le premier cas, les nourrices peuvent, sans se déranger, donner de bon lait aux enfants ; il ne leur en coûte rien. Dans le second, il faut aller un peu loin pour s'en procurer ; la paresse, les intempéries des saisons, l'argent qui manque, et une multitude d'autres circonstances, font que les nourrices restent chez elles, et prennent d'au=

tres moyens pour alimenter les enfants, au détriment de leur santé.

Les *nourrices sur lieu* sont celles qui entrent dans une maison pour y nourrir un enfant, sous la surveillance de sa famille. C'est surtout à celles-là que s'appliquent les préceptes que je vais donner et qui pourront être également utiles aux mères qui *nourrissent* et aux nourrices de campagne.

CHAPITRE II.

DES MOYENS DE SE PROCURER DES NOURRICES.

Les nourrices pour la campagne et les nourrices sur lieu se trouvent dans les *bureaux particuliers de nourrices ;* mais dans le *grand établissement municipal* de la rue Sainte-Apolline, créé par l'administration et placé sous sa surveillance, il n'y a que des nourrices pour la campagne.

Établissement municipal des nourrices. — Cet établissement est le seul qui fasse le placement désintéressé des nourrices, parce qu'il est sous la dépendance d'une administration désireuse d'aider les personnes de la classe moyenne dans la tâche difficile d'élever leurs enfants. Il est entièrement gratuit, et l'administration n'est là qu'un intermédiaire honnête et éclairé entre les parents et les femmes qui veulent nourrir les enfants d'autrui.

Des nourrices viennent de l'Orléanais, de la Bourgogne, de la Picardie et de la Normandie, choisies par les agents et les médecins que l'administration a désignés pour ces fonctions en province. — Moralité et santé, telles sont les conditions requises. — Une fois à Paris, elles logent à l'établissement de la rue Sainte-Apolline, où elles sont nourries à une table commune et à peu de frais, en attendant qu'elles aient trouvé un nourrisson, ce qui ne se prolonge guère au delà de deux ou trois jours. A leur arrivée, le médecin les examine, apprécie les qualités de leur lait, visite l'enfant pour savoir s'il est sain, et leur donne un bulletin de visite établissant qu'elles sont de première, de deuxième ou de troisième qualité, ou enfin qu'elles sont mauvaises.

Les parents qui ont besoin d'une nourrice pour lui confier leur enfant viennent après cette inspection, et choisissent comme ils l'entendent, après avoir lu le bulletin médical.

Le prix, qui varie entre 12 et 20 fr. par mois, est fixé d'un commun accord et librement devant l'administration qui sert de témoin et de banquier en recevant tous les mois et d'avance la somme convenue qu'elle transmet aux nourrices. De cette façon, les femmes sont assurées de ne rien perdre de ce qui leur revient pour les bons offices qu'elles rendent aux familles.

Le choix étant fixé, le nourrisson remis est présenté, dans les vingt-quatre heures, au médecin, pour savoir s'il est vacciné, s'il est de mauvaise santé, s'il n'a pas de maladies contagieuses, et si la nourrice peut le prendre sans inconvénient pour elle ou pour son propre enfant. De cette manière on protége la nourrice, comme par la visite médicale de sa personne on avait pris les intérêts de l'enfant à lui confier.

Quand tout est réglé, que l'inspection de la nourrice et de son enfant a eu lieu, que la visite du nourrisson est faite, que l'engagement est signé, le départ a lieu immédiatement, et dans le pays l'agent de l'administration et le médecin envoient tous les mois à Paris un bulletin de santé véritable et sincère que les parents peuvent venir lire dans les bureaux de l'établissement.

Tout cela est gratuit, et si dans la pratique il y a quelque chose qui laisse à désirer, sachons reconnaître qu'en principe cette organisation, au plus haut point charitable, mérite les plus grands éloges et l'approbation de tous ceux qui aiment véritablement l'enfance.

Bureaux particuliers de nourrices. — Ici rien ne ressemble à ce qu'on trouve dans l'établissement municipal des nourrices, fondé par la ville de Paris. Créés par la spéculation, privés de toute surveillance médicale sérieuse, et par cela même sans sécurité pour ceux qui sont dans l'obligation de s'y adresser, les bureaux particuliers de nourrices sont très souvent l'exploitation des femmes qui veulent nourrir les enfants d'autrui. Tout s'y paye fort cher par les nourrices qu'on y loge et qui se nourrissent à leurs frais, en attendant la place qu'elles désirent, et, s'il en est quelques-uns, je dois le reconnaître, où l'installation est convenable, dans le plus grand nombre le logement, privé d'air, est malsain par suite de l'encombrement, et la nourriture est insuffisante et mauvaise. Je ne comprends pas que, dans une grande ville comme Paris, où l'on s'occupe avec tant de soin de l'hygiène publique, où l'on inspecte les ruisseaux et les ordures de la rue, où l'on peut fermer les logements insalubres, où l'on fait la visite des boissons, du lait, des autres aliments, tels que le poisson et les viandes apportés dans les halles, ou débités dans les magasins, il n'y ait pas une inspection officielle des nourrices qui font commerce de leur lait.

C'est là une lacune dans l'administration, ordinairement si vigilante et si sévère pour tout ce qui concerne la santé publique. Espérons que tôt ou tard on pourra la faire disparaître, et qu'on parviendra à régulariser, au point de vue des mœurs et de la santé, le service particulier aujourd'hui assez mal compris de la location des nourrices. La tolérance en pareille matière est une chose impossible, et il suffit de signaler le bien à faire pour songer qu'il sera fait.

Dans ces bureaux particuliers, les nourrices qui viennent y chercher des enfants sont ordinairement des filles-mères, et il y en a peu qui soient mariées, tandis que dans le grand établissement municipal de la rue Sainte-Apolline ce sont toutes des femmes mariées ayant les modestes ressources de la campagne. Elles arrivent avec leur enfant dans les bureaux de la spéculation, et là, entassées en grand nombre dans des chambres peu aérées, elles se nourrissent comme elles le peuvent, c'est-à-dire très mal, en attendant qu'une jeune mère vienne leur confier son enfant pour la campagne, ou peut-être les emmener chez elle comme nourrice sur lieu. On sait d'où elles viennent, car une ordonnance de police leur enjoint d'avoir des papiers qui indiquent leur provenance et un certificat de bonne vie et mœurs, mais en ce qui touche la santé, personne ne s'en occupe sérieusement. Aucune enquête sur l'âge ni sur les antécédents de ces nourrices, nulle constatation de l'identité des enfants, nulle inspection officielle de l'état sanitaire, enfin liberté absolue dans le commerce du lait de femme. Celui qui les prend à son service peut introduire ainsi chez lui des femmes malsaines, ou n'ayant pas de lait, ayant présenté un enfant qui n'était pas à elles, et il est souvent obligé de les renvoyer au bout de quelques jours.

Les personnes riches qui vont prendre leurs nourrices dans les bureaux bien tenus, là où je prends moi-même celles dont j'ai besoin, les font examiner par leur médecin, et elles ont raison. Mais dans les classes moyennes, qui donnent leur enfant à emporter et qui cherchent à épargner la dépense, les parents choisissent eux-mêmes leur nourrice sans contrôle de médecin, et il en résulte quelquefois de très graves inconvénients.

Des nourrices sur lieu, prises dans les bureaux particuliers. — Ici l'individu fait pour lui et pour son enfant ce que devrait faire l'administration supérieure. Il se protége lui-même, mais il n'a pas toujours les moyens de le faire. Il ne peut savoir, par exemple, si l'enfant qu'on lui présente avec une nourrice est bien celui de cette nourrice. D'une autre part, l'intérêt de ces femmes mérite aussi d'être sauvegardé, et personne ne les protége contre l'exploitation dont elles peuvent être l'objet de la part de ceux qui leur servent d'intermédiaires.

Quoi qu'il en soit, on a besoin d'une nourrice sur lieu, et l'on va en chercher une au bureau. Le médecin de la famille constate qu'elle n'a pas de maladie contagieuse, et que son lait est bon. On l'arrête en faisant avec elle condition d'un prix qui varie de 50 à 60 ou 80 francs par mois. Ce prix est payé d'avance et reste entre les mains de l'intermédiaire qui a servi au placement, de sorte que la nourrice n'en touche rien. De plus, la famille paye un prix variable pour le voyage de l'enfant de la nourrice, qui est renvoyé à ses parents. Cela fait, la nourrice appartient à la famille, qui l'emmène dans son intérieur.

Des nourrices pour la campagne, prises aux bureaux particuliers. — Les familles assez peu fortunées pour ne pas prendre de nourrices sur lieu envoient leurs enfants à la campagne, et s'adressent souvent aux bureaux particuliers de location. C'est un malheur, car il n'y a là aucune

sécurité pour les parents ni pour les enfants.
Une réforme administrative sur ce point est absolument nécessaire. Je l'appelle avec énergie, et
il faut absolument faire quelque chose tant en
faveur des mères qui sont obligées d'envoyer leur
enfant en nourrice, que pour sauvegarder les
intérêts des malheureuses femmes que la misère
ou l'intérêt obligent à trafiquer de leur lait. Ici
le principe de la protection et de la surveillance
étant reconnu nécessaire, on voit qu'il est double
dans l'application, et relatif : 1° à la famille qui,
cherchant une nourrice, doit lui remettre un
enfant exempt de maladie contagieuse susceptible
d'altérer sa santé ou celle de son enfant; 2° à la
nourrice mercenaire, qui doit être de bonne santé
et incapable de communiquer au nourrisson une
maladie contagieuse qu'elle aurait dissimulée.

D'une autre part, quand ces nourrices d'un
bureau particulier emportent avec elles l'enfant à
la campagne, quelle garantie reste-t-il à la mère
pour les soins qu'on donne à son enfant? Aucune.
Existe-t-il, loin d'elle, une surveillance désinté-
ressée qui puisse l'avertir que son enfant souffre?
Non. Enfin, y a-t-il dans le pays un médecin dont
le devoir soit d'écrire aux parents que leur enfant
est malade? Non. Toutes ces garanties ne se trou-

vent que dans l'établissement municipal et gratuit
de la ville de Paris. Ici, au contraire, livrée à elle-
même, sans surveillance, la nourrice écrit ce qu'elle
veut et ce que lui commande son intérêt. Elle
fait en sorte de ne pas inquiéter la famille ;
elle dissimule les maladies, elle compte des vi-
sites de médecin qui n'ont pas eu lieu ; et ce
n'est que lorsque l'enfant est épuisé qu'on commence à le dire malade. Il est trop tard. Les parents, qui le reprennent, ne retrouvent plus qu'un
être cachectique voué à une mort prochaine, ou,
ce qui est bien pis, à une existence maladive
insupportable.

En résumé, l'installation actuelle des bureaux
de nourrices est tout à fait insuffisante et com-
promet sérieusement la santé de l'enfance.

Il faudrait que l'administration supérieure
exerçât sur les bureaux de location dirigés par
des particuliers une surveillance speciale sous le
contrôle de plusieurs médecins.

La surveillance des bureaux de nourrices a un
double but : 1° l'intérêt de l'enfance, et 2° celui
des femmes que leur position oblige à trafiquer
de leur lait.

Il faut qu'une inspection médicale officielle, en
éloignant une nourrice malsaine et atteinte de

maladies contagieuses, puisse préserver les enfants de cette maladie.

Réciproquement, on ne devrait pouvoir donner aux nourrices que des enfants sains non susceptibles de leur transmettre des maladies contagieuses.

CHAPITRE III.

RÉGIME DES NOURRICES.

Il ne faut rien changer aux habitudes et au régime des nourrices qui viennent de la campagne pour vivre au milieu des familles. Il est impossible d'exiger d'une paysanne les goûts d'une femme de la ville ; et les aliments qui plaisent à l'une ne plairont certainement pas à l'autre. Il ne faut pas les tracasser à cet égard. Toutefois, si leur manière de vivre n'est pas en rapport avec ce que l'on a droit d'exiger d'elles, dans l'intérêt de l'enfant, le médecin doit modifier progressivement ce qui ne lui paraît pas être convenable.

Autant que cela est possible, le régime des nourrices ne doit pas être différent du régime ordinaire de la famille où elles se trouvent placées. Il faut les priver des aliments de haut goût, rendus trop excitants par les condiments qu'ils renferment. A part cela, elles doivent manger de toutes les viandes et de tous les légumes ; elles peuvent prendre de la *salade*, des *fruits*, boire du vin en petite quantité, de la bière, du cidre, si telle est leur habitude ; en un mot, elles peuvent user de tout ce qu'elles digèrent sans se faire mal.

Un régime spécial n'a aucune importance, car il est démontré par tous les médecins qu'on ne peut faire à l'égard de l'espèce humaine ce que l'on a réussi à faire chez les grands animaux domestiques. On ne peut, chez la femme, modifier les qualités du lait par l'usage de tel ou tel autre aliment. Il est probable qu'on y parviendra un jour ; mais en attendant, il est inutile d'astreindre les nourrices à tel aliment plutôt qu'à un autre. Il faut leur laisser suivre le régime des personnes chez lesquelles elles se trouvent.

Si les nourrices sont faibles et un peu pâles, il faut leur donner chaque jour de l'eau ferrée avec le vin en mangeant ; de temps en temps un peu de vin de quinquina. Sous cette influence, elles digèrent mieux, la nutrition est plus active et le lait devient en conséquence beaucoup meilleur.

CHAPITRE IV.

DE L'EXERCICE ET DE LA PROMENADE CHEZ LES NOURRICES.

Les nourrices doivent prendre chaque jour, par tous les temps, et surtout au soleil, un exercice modéré. Cela leur est aussi nécessaire qu'à l'enfant qu'elles élèvent. Il faut, autant que possible, accompagner la nourrice au dehors. Il peut y avoir de grands inconvénients à les laisser sortir seules, surtout lorsqu'on n'est pas sûr de leur conduite et qu'elles ne sont pas très réservées dans leurs mœurs.

CHAPITRE V.

DES RAPPORTS SEXUELS CHEZ LES NOURRICES.

Quand on a une nourrice sur lieu, il faut tâcher de la surveiller d'assez près pour qu'elle ne puisse pas faire de mauvaises connaissances, si elle est fille, et pour la tenir aussi éloignée de son mari que possible, si elle est mariée.

Cette observation me conduit à parler de l'espèce de privauté dans laquelle il faut tenir les nourrices. Bien que je ne croie pas que l'union des sexes puisse altérer les qualités du lait, on doit l'interdire. La conception peut en être la conséquence, et alors le lait diminue, s'altère, reprend les qualités du colostrum, et devient nuisible à l'enfant.

CHAPITRE VI.

DE LA SANTÉ HABITUELLE DES NOURRICES.

Il faut aussi, durant l'allaitement, suivre avec soin les modifications de la santé des nourrices. Quelques-unes sont sujettes à la constipation, et ne veulent pas le dire, dans la crainte d'être tourmentées par les parents. Il est convenable, lorsqu'on découvre leur ruse, de leur en faire reproche, et les engager à avoir plus de franchise, car il est très important de s'attirer la confiance des nourrices. Du reste, la constipation est un trouble fonctionnel qui ne peut jamais avoir de conséquences bien fâcheuses, et il suffit, pour le faire disparaître, de donner à une ou plusieurs reprises les remèdes usités en pareille circonstance.

Quant aux autres maladies de la nourrice, et à l'influence qu'elles exercent sur le lait et sur la santé des enfants, ce n'est pas le moment de l'indiquer. J'en parlerai plus loin. Je ferai connaître alors l'action des maladies antérieures et des maladies actuelles de la nourrice sur la santé des enfants, leur influence *immédiate* ou *éloignée* dans les divers cas où il existe une altération appréciable du lait, et même en l'absence de toute altération de ce liquide.

CHAPITRE VII.

DU RETOUR PRÉMATURÉ DES RÈGLES.

Il y a des nourrices, et elles sont en assez grand nombre, qui voient leurs règles revenir avant la fin de l'allaitement. C'était autrefois un événement fort grave, qui alarmait beaucoup les familles et qui nécessitait le changement de la nourrice. On pensait qu'à ce moment le lait prenait des qualités nuisibles à l'enfant. Il n'en est souvent rien, et il ne faut pas se guider d'après cette seule circonstance pour renvoyer une nourrice dont on est satisfait sous tous leurs autres rapports. En effet, quand on observe avec soin, et qu'on recherche comme je l'ai fait sur un grand nombre de femmes qui ont eu leurs règles pendant l'allaitement, quels sont les phénomènes présentés par le nourrisson, on voit que le plus grand nombre d'entre eux ne paraît pas en souffrir. Quelques-uns sont un peu maussades à ce moment, ils ont des coliques et rarement de la diarrhée. D'autres sont plus vivement impressionnés, ils ont de fortes coliques et une diarrhée abondante.

En conséquence, dès que les règles reparaissent chez une nourrice, il ne faut pas se hâter de préjuger des événements ultérieurs ; il faut savoir attendre, et tout ce qu'on devra décider est évidemment subordonné à l'observation attentive des phénomènes de l'époque menstruelle. La nourrice devra continuer l'allaitement, et on ne le fera suspendre que dans le cas où, pendant les règles, le nourrisson serait dans un état de santé peu satisfaisant.

CHAPITRE VIII.

DES GERÇURES DU SEIN CHEZ LES NOURRICES.

Des gerçures, des crevasses et des ulcérations peuvent se faire sur le mamelon et à sa base, sous l'influence du mâchonnement exercé par l'enfant. C'est aussi la conséquence d'un lait peu abondant, de mauvaise qualité, ou d'une maladie de la bouche du nourrisson.

Ces crevasses sont très douloureuses, surtout lorsque l'enfant veut teter, et la souffrance est quelquefois telle, que la succion est impossible. Il en résulte surtout une inflammation des conduits galactophores qui amènent le lait à l'extérieur, un engorgement du sein ou la chute du mamelon tout entier.

On remédie à cet accident en faisant usage d'un bout de sein artificiel, mais les enfants ont souvent de la peine à le prendre ; des lotions avec une faible solution d'acétate de plomb ou de sublimé, de la pommade de concombre, l'eau de madame Delacour, peuvent également être employées avec succès.

Lorsque ces moyens échouent, on peut employer le moyen imaginé par Legroux, et qui consiste à envelopper le mamelon d'un épiderme artificiel, sur lequel se passe l'effort de succion. La baudruche est très propre à remplir cette indication. Seulement il faut l'agglutiner à l'aide d'une substance insoluble dans la salive, le lait, la transpiration cutanée. Le collodion, rendu élastique par l'addition de 50 centigrammes d'huile de ricin et 1 gramme 50 centigrammes de térébenthine par 30 grammes, peut rendre ce service.

« A l'aide d'un pinceau, on étale au pourtour du mamelon une couche mince de cette substance, dans un rayon de quelques centimètres. On applique par-dessus une pièce de baudruche percée de quelques trous d'épingle, au niveau du mamelon, pour laisser passer le lait. On évite d'étendre le collodion sur le mamelon, qui en serait très douloureusement impressionné.

» La vaporisation rapide de l'éther amène une prompte dessiccation du collodion et l'agglutination presque immédiate de la baudruche. Le mamelon se trouve ainsi plus ou moins affaissé par la baudruche qui le recouvre et qui se tend en se desséchant.

» Lorsque l'on veut approcher l'enfant du sein, on mouille avec de l'eau sucrée le bout du mamelon. La baudruche qui le recouvre devient molle et souple, se prête à l'ampliation de ce petit organe, tout en préservant les ulcères et crevasses contre les efforts de la succion. L'allaitement se fait alors avec une extrême facilité, avec peu de douleurs. Et dans l'espace de quelques jours les ulcères et crevasses sont guéris.

» On peut dire qu'avec ce moyen, il n'y a plus d'ulcères ou crevasses du mamelon.

» Là ne paraissent pas devoir s'arrêter les services que l'on peut en attendre.

» Sur une femme dont l'affection du mamelon avait provoqué une tuméfaction phlegmoneuse de la partie inférieure du sein, la baudruche, appliquée sur le mamelon, et prolongée sur toute la partie phlegmonée, permit à la mère de livrer

son sein à l'enfant, et le dégorgement inflammatoire s'opéra dans l'espace de deux à trois jours.
Sans doute, l'élimination du lait a dû contribuer
à la résolution. Mais l'imperméabilité de l'enveloppe ne paraît pas devoir lui être étrangère ; car,
sur une autre femme, le sein droit, privé de mamelon, ne put être dégorgé par la succion, il devint le siége d'un engorgement considérable, avec
douleur et dureté. Il fut enveloppé de baudruche,
et, dans l'espace de deux à trois jours, il s'est
dégorgé. »

CHAPITRE IX.

DES INTERVALLES DE L'ALLAITEMENT PAR LES NOURRICES.

Les habitudes des nourrices, pour les intervalles
à mettre dans l'allaitement, doivent être surveillées
avec attention, autant à leur égard qu'à l'égard
de l'enfant. Il faut les empêcher de donner le
sein à chaque instant, soit qu'elles le fassent pour
un bon motif, parce qu'on dit qu'un enfant ne saurait trop teter, soit qu'elles veuillent apaiser des
cris qui les fatiguent. Les heures de l'allaitement
peuvent être réglées d'une façon régulière : il faut
donner à teter toutes les deux heures pendant le
jour, mais quand l'enfant a fait son repas et qu'il
crie sans motif, on doit le distraire autrement

qu'en lui mettant le sein dans la bouche. C'est là le moyen de l'indigérer et de le faire vomir.

Pendant la nuit, les nourrices doivent se ménager, autant que les mères, et prendre plusieurs heures de repos. Pour cela, elles n'ont qu'à habituer l'enfant à teter moins souvent que dans le jour, et il leur suffit de donner deux fois le sein entre neuf heures du soir et sept heures du matin ; la nourrice peut, si l'enfant crie dans ces intervalles, l'apaiser et l'endormir sans lui donner à teter : c'est une habitude qu'il ne tarde pas à prendre, et il ne se réveille bientôt plus qu'à l'heure de son repas.

Les jeunes enfants ne doivent jamais être mis dans le lit de leur nourrice.

Un grand nombre de nourrices s'accoutument à placer l'enfant dans leur lit, sans penser qu'il peut tomber à terre, se contusionner la tête et rester idiot, se fracturer un membre, ou qu'il peut être étouffé par elles, ainsi que cela est arrivé bien des fois. C'est la plus dangereuse des habitudes qu'elles puissent prendre. On doit leur faire les recommandations les plus expresses à cet égard ; mais il ne suffit pas de leur donner cet ordre, il faut veiller à son exécution. Cela peut se faire sans dérangement, lorsque la nourrice couche dans l'appartement de la mère. Lorsqu'elle repose dans une chambre voisine, la surveillance est plus désagréable; mais la chose est assez importante pour forcer les parents à se lever, afin de voir si l'enfant est toujours dans son berceau. Les enfants ne peuvent coucher avec leur nourrice que lorsqu'ils sont déjà avancés en âge et qu'il n'y a plus aucun danger de les étouffer.

LIVRE IX.

DE L'ALLAITEMENT ARTIFICIEL AU PETIT POT ET AU BIBERON.

Le nom d'*allaitement artificiel* est réservé à un mode particulier d'alimentation des enfants dans lequel, à défaut du sein d'une mère ou d'une nourrice, on leur donne à boire du lait ou d'autres substances au moyen d'un verre ou d'une bouteille disposée à cet usage.

C'est ce qu'on appelle élever des enfants au *biberon* ou au *petit pot*.

Cette pratique est mauvaise, et, malgré les exemples de succès qu'on pourrait en citer, il faut dire que les enfants nourris de cette manière sont plus difficiles à élever que les autres, qu'ils sont plus souvent malades, et enfin qu'ils succombent pour la plupart aux suites de ce mode d'alimentation. Elle réussit plus souvent dans les campagnes que dans la ville. Là, au moins, il y a en quelque sorte une compensation à ce mauvais procédé d'alimentation, par l'influence du bon air et par les excellentes qualités du lait qu'on peut se procurer. Mais dans les villes, quelle compensation pourrait-il y avoir en faveur de ces pauvres enfants? Presque tous sont petits, faibles, et le plus grand nombre finit, comme je l'ai vu si souvent, dans un état de rachitisme, de phthisie pulmonaire, ou au milieu de maladies intestinales tuberculeuses et inflammatoires qui amènent la mort. En pourrait-il être autrement? Comment suppléer aux qualités d'un bon lait de femme, qui est en définitive l'aliment naturel des enfants? Comment obtenir cette température douce, toujours égale, de ce liquide, et de quelle manière espère-t-on remplacer la couvée de la mère sur le nourrisson, qui est suspendu à son sein? C'est assurément impossible. Quelles que soient les précautions qu'on mette en usage, la nourriture artificielle sera toujours inférieure à l'allaitement maternel et à l'allaitement par une bonne nourrice. Or, si l'on accepte qu'à Paris ce mode d'alimentation réussit

moins que les autres, c'est déclarer qu'il est nuisible : il faut donc le bannir sans réserve. Toute
transaction à cet égard serait condamnable, et le
médecin doit le repousser de toute son autorité.

C'est là, nous pouvons le dire, une des causes
les plus puissantes de l'excessive mortalité qui
pèse sur les enfants trouvés élevés à l'hospice.

On devra donc toujours combattre les idées des
jeunes mères, qui, ne voulant point nourrir leur enfant, ne veulent pas davantage le confier à une nourrice étrangère, et comptent, dans une grande ville,
pouvoir l'élever au petit pot ou au biberon, deux
procédés d'alimentation essentiellement mauvais.
Toutefois quelques circonstances exceptionnelles,
la faiblesse, la maladie de la mère et l'impossibilité
de louer une nourrice, peuvent autoriser ces pratiques. A part cette position malheureuse, à coup
sûr très exceptionnelle, une femme bien portante,
si elle est pauvre, peut nourrir son enfant et tra-
vailler en même temps ; ou, si elle travaille sans
relâche, elle peut encore gagner de quoi louer
une nourrice à la campagne.

On ne peut blâmer au même degré l'allaitement
artificiel entrepris *après plusieurs mois d'allaitement* par une nourrice. L'enfant est déjà plus
robuste, ses organes sont accoutumés à digérer le

lait et quelques aliments solides, et il souffre moins de ce mode d'alimentation, qui réussit alors très souvent. C'est un sevrage anticipé qu'autorisent une foule de circonstances : la pauvreté des mères qui ne peuvent payer les mois de nourrice, la difficulté de trouver de l'ouvrage lorsqu'on est dérangé une ou deux fois par jour pour nourrir un enfant, la maladie de la nourrice, etc.

Lorsque, par suite de ces diverses causes, l'allaitement artificiel est adopté, comment faut-il le diriger ? Quels sont les aliments dont il faut faire usage et comment faut-il les faire prendre ?

Le lait de vache est le plus ordinairement employé, car c'est le moins dispendieux et celui qu'on peut se procurer le plus facilement. Chez les jeunes enfants, il faut le couper, par moitié, avec de l'eau d'orge, de gruau d'avoine, et avec de l'eau panée. On se sert aussi avec quelque avantage de l'eau de poulet, lorsque les enfants sont plus avancés en âge, mais alors on peut donner le lait dans son état de pureté.

Le mélange doit être sucré et préparé par petites quantités, à mesure que l'enfant a besoin de boire, pour éviter tout travail de fermentation qui altérerait les qualités du lait. Il faut que la température du liquide soit agréable et toujours à peu près la même, qu'elle ait environ 15 degrés en été et 20 degrés en hiver.

Le lait coupé suffit à la nourriture de l'enfant pendant les premiers temps ; mais à un âge plus avancé, vers quatre ou cinq mois, lorsque l'enfant manifeste le besoin d'une nourriture plus substantielle, on doit joindre à cette boisson des aliments à demi liquides. On peut donner deux fois par jour des bouillies claires faites avec la farine de froment ou avec de la mie de pain desséchée et réduite en farine.

Il est une foule d'autres substances qu'on emploie à cet usage, le tapioca, la semoule, la fécule de pommes de terre, l'arrow-root, la crème d'orge, la crème de riz, le racahout, les biscottes de Bruxelles, et un grand nombre d'autres pâtes qui sont excellentes, mais inférieures à celles que je viens d'indiquer.

A ces aliments on pourra par la suite joindre successivement des panades préparées avec le pain, du beurre et un jaune d'œuf, des potages faits avec de légers bouillons de viande, des œufs frais cuits à la mouillette et de petits morceaux de pain. Plus tard, à l'époque naturelle du sevrage, on fera prendre à l'enfant les aliments qui, par la suite, doivent composer sa nourriture.

Les enfants prennent facilement les boissons à la cuiller et au verre; mais cela ne leur donne aucune peine et n'exerce pas leurs muscles comme la succion, par exemple, qui exige le concours des muscles spéciaux et l'action simultanée des muscles de la respiration. Ce motif seul doit faire adopter l'usage des biberons, sur l'orifice desquels l'enfant applique la bouche et fait des efforts de succion comme s'il était au sein de la mère.

De tous les biberons, le plus simple, le moins dispendieux est le meilleur. On le fabrique soi-même en prenant une fiole de verre de la contenance de 150 grammes, pour la fermer incomplétement avec un cylindre de vieux linge replié sur lui-même et roulé de manière que l'extrémité pelucheuse soit au fond de la bouteille, et l'extrémité libre au dehors soit celle où l'étoffe est remployée. Ce cylindre, d'une longueur de 10 à 15 centimètres, ne doit pas être trop serré et ne doit pas remplir le goulot de la bouteille. Une fois imbibé de lait, les efforts de succion de l'enfant déterminent un afflux modéré de lait suffisant pour la nourriture de l'enfant. Dans certains cas, on remplace le linge par un cylindre d'éponge fine taillée exprès, qui dépasse le goulot de la bouteille d'un pouce, et l'on coiffe le tout avec un

morceau de batiste ou de mousseline que l'on fixe
au moyen d'un fil. Ce fil doit serrer modérément
sur l'éponge pour ralentir l'écoulement du li-

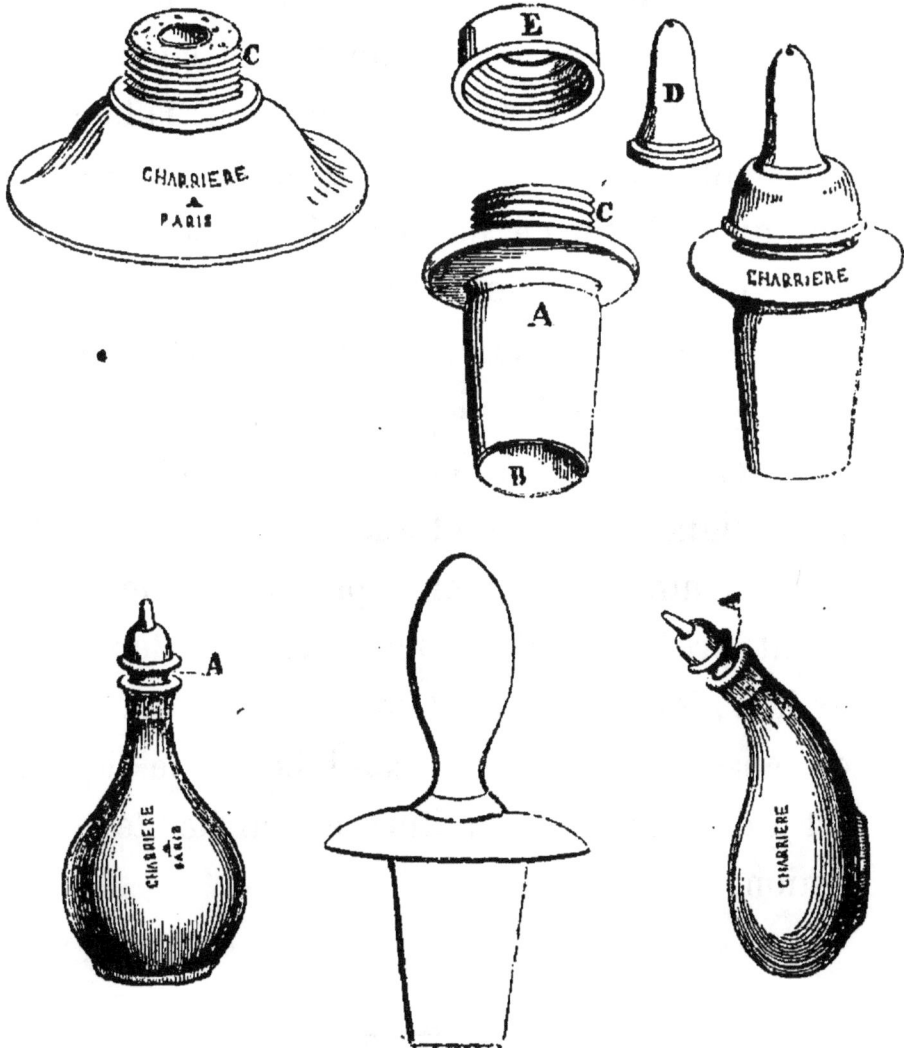

FIG. 5. — Biberons.

quide. Il faut avoir soin de tenir les cylindres de
linge ou d'éponge humides et de les bien laver
deux fois par jour, pour que le lait ne s'altère pas

dans leur intérieur, et ne donne pas mauvais goût à celui qui les traverse.

Il y a d'autres biberons plus élégants, mais non plus utiles. On en fabrique de toutes les formes et de toutes les dimensions. Celui qui est le plus convenable et le plus propre à mettre dans la bouche des enfants, c'est le biberon de M. Charrière. Le bout, qui a la forme du mamelon, est percé au centre par une petite ouverture; il est d'ivoire rendu flexible par une préparation particulière, et souple quand il est humide.

On donne à boire à l'enfant toutes les fois qu'il en témoigne le besoin, et quand vient le moment de l'alimenter d'une manière plus substantielle, on lui fait prendre d'abord une fois, puis deux fois par jour, les potages dont nous avons parlé. Après son repas, on lui redonne son biberon, le liquide sert à délayer sa nourriture et en facilite la digestion.

LIVRE X.

DE L'ALLAITEMENT PAR UN ANIMAL.

La mode en est passée; mais autrefois on employait assez souvent les animaux pour allaiter les enfants. Il faudrait avoir beaucoup observé pour juger les résultats de cette pratique. Voici ce qu'en a dit Désormeaux. Ce que j'en ai vu ne me dispose pas en sa faveur, mais je m'abstiendrai de toute critique.

« C'est la chèvre que l'on emploie le plus communément à cet usage. La grosseur et la forme de ses trayons, que la bouche de l'enfant peut saisir facilement, l'abondance et les qualités de son lait, la facilité avec laquelle on la dresse à présenter sa mamelle à l'enfant, l'attachement qu'elle est susceptible de contracter pour lui, sont les motifs de la préférence qu'on lui donne. On a aussi recommandé le lait d'ânesse, comme présentant plus d'analogie avec celui de la femme; mais comme il est très difficile que l'enfant puisse le prendre à la mamelle de cet animal, son usage est presque exclusivement réservé pour les cas où l'on élève l'enfant au biberon. Ce mode d'allaite-

ment exige les mêmes précautions que l'allaitement par une nourrice étrangère; et en outre
beaucoup de soin et d'attention dans le commencement pour présenter l'enfant à la mamelle, le
garantir des accidents auxquels il serait exposé
par la pétulance de l'animal, jusqu'à ce que cet
animal soit habitué à venir offrir de lui-même sa
mamelle à l'enfant, qui doit être placé dans un
berceau peu élevé exposé sur le sol. Le choix de
l'animal mérite aussi quelque considération. Il
faut autant que possible choisir une chèvre jeune
qui ait naturellement mis bas, qui ne soit pas à sa
première portée, et qui soit d'un naturel doux,
facile à diriger ; celle qui aurait déjà servi à nourrir un enfant serait bien préférable. Le lait d'une
chèvre trop âgée n'a pas autant de qualités et n'est
pas aussi abondant; celle qui est à sa première
portée a moins de lait et il tarit plus tôt: s'il y
avait longtemps qu'elle eût mis bas, elle ne pourrait en fournir assez longtemps, car la sécrétion
laiteuse est suspendue lorsque l'animal est en chaleur, et le peu de lait qu'il fournit alors est de
mauvaise qualité. On pense généralement que le
lait des chèvres de la variété qui n'a pas de cornes
est meilleur et a moins de cette odeur hircine qui
est propre à ce lait ; mais les chevriers des envi-

rons de Lyon, où l'on élève une grande quantité de ces animaux pour la fabrication du fromage, assurent que cette opinion n'est nullement fondée. La couleur de l'animal, au contraire, influe d'une manière bien manifeste sur la nature de son lait ; celui des chèvres blanches est presque dépourvu d'odeur. La nature des aliments, comme on le sait, influe aussi sur celle du lait ; on a même profité de cette observation pour lui communiquer, dans certains cas, des qualités médicamenteuses. Enfin la qualité du lait dépend aussi de l'idiosyncrasie de l'animal qui le fournit. Il est des animaux qui ne donnent qu'un lait de mauvaise qualité et de saveur désagréable, ce qu'on ne peut connaître qu'en le goûtant. Il est vrai que ces cas sont fort rares. »

LIVRE XI

DU RÉGIME DES ENFANTS.

Il faut absolument régler la nourriture des enfants et l'ordre de leurs repas, pour ne pas les exposer aux indigestions et aux petits accidents si fréquents chez ceux qui sont nourris sans méthode.

CHAPITRE PREMIER.

DES ÉPOQUES DE L'ALLAITEMENT PENDANT LE JOUR ET PENDANT LA NUIT.

Les enfants sont, comme je l'ai dit, fort exigeants dans les premiers mois qui suivent la naissance, et ils seraient toujours pendus au sein de leur nourrice si l'on suivait aveuglément leur volonté. Il leur suffit de teter toutes les deux heures pendant le jour. Durant la nuit, au contraire, leurs repas doivent être écartés, afin de laisser à la nourrice quelque temps de repos, et l'on peut, comme nous l'avons dit, les habituer à ne teter que deux fois entre neuf heures du soir et sept heures du matin. Encore faut-il, vers le troisième et le quatrième mois, éloigner dans la nuit les heures de l'allaitement. Quand on leur donne très souvent, on ne leur fait prendre que du lait séreux, peu nourrissant, et capable de produire la diarrhée. En éloignant les heures des repas, ils sentent le besoin de prendre davantage, et ils épuisent alors tout le lait renfermé dans les seins, lait riche et plus chargé de crème que les premières parties soutirées.

Lorsque les enfants sont en train de teter, il faut donc les laisser se satisfaire à leur aise, et attendre qu'ils quittent le sein d'eux-mêmes. Souvent ils s'y endorment ; alors on les place doucement dans leur berceau, où ils sont infiniment mieux que sur les genoux de leur nourrice.

CHAPITRE II.

UN ENFANT QUI S'ENDORT AU SEIN, SANS AVOIR TETÉ, A UNE MAUVAISE NOURRICE.

Quelques enfants dorment beaucoup dans le jour et ne se réveillent pas pour teter ; on doit les laisser tranquilles. Cependant lorsque leur sommeil se prolonge au delà de certaines bornes, il est quelquefois le résultat d'un état morbide grave de la nourrice, dont il faut s'inquiéter sérieusement. Ainsi, M. Donné rapporte qu'on voit certains enfants forts et bien constitués, pourvus d'excellentes nourrices, dormir beaucoup dans les premiers jours de leur existence sans paraître avoir aucun appétit et aucun besoin ; mais cela est bien plus fréquent chez des enfants faibles et mal nourris. Ceux-ci dorment dès qu'ils sont au sein, lorsqu'ils ne trouvent dans le lait de leur nourrice une nourriture ni assez abondante ni assez substantielle : il semble que la nature veuille ainsi compenser l'insuffisance de l'alimentation. Le sommeil exagéré

est donc, en certains cas, le signe d'une alimentation incomplète, médiocre, et doit appeler l'attention sur l'état de la nourrice. L'examen fera
souvent découvrir qu'elle n'a qu'une petite quantité de lait, ou que son lait est pauvre et séreux;
et si l'on observe l'enfant, on ne tardera pas à
s'apercevoir qu'il ne profite pas. Or, la manière
dont l'enfant profite est le plus sûr moyen de juger
les qualités de la nourriture qu'il prend, surtout
dans les commencements, à l'époque où sa vie
n'est encore troublée par aucune souffrance ni par
aucun accident.

CHAPITRE III.

A QUELLE ÉPOQUE IL FAUT DONNER AUTRE CHOSE QUE DU LAIT AUX ENFANTS.

Le lait doit être l'aliment exclusif des enfants
pendant les premiers mois qui suivent la naissance. Au quatrième ou cinquième mois, il faut
leur donner à sucer une croûte de pain et leur
donner à boire un peu d'eau rougie sucrée. Plus
tard, on leur fait prendre du lait de vache et de petits
potages au maigre, composés comme il a été dit à
propos de l'allaitement artificiel. Toutefois, si l'enfant vient bien avec sa nourrice, s'il est gras et
bien développé, il est inutile de recourir à un

autre mode d'alimentation. On peut laisser l'enfant au sein de la nourrice jusqu'au sixième et huitième mois. Il est prudent à cette époque de lui donner d'autres aliments, pour que son estomac y soit habitué dans le cas où une maladie de la nourrice forcerait à suspendre l'allaitement.

Dès que l'on commence à alimenter l'enfant, ce doit être à l'aide de bouillies claires, de potages au lait, au bouillon ou au beurre; les aliments gras, tels que la viande, doivent être interdits jusqu'à la fin. Ces substances sont plus difficiles à digérer que celles dont nous avons parlé, et ne sont pas, jusqu'à cette époque, appropriées aux besoins de l'enfant. Elles ne conviennent bien qu'au moment de son passage de la vie de la mamelle à la vie indépendante. Cette transition ne peut guère avoir lieu sans accidents que vers l'âge de dix à douze mois.

Quand les jeunes enfants peuvent manger et qu'on a décidé la modification du régime lacté de la nourrice, il faut donner d'abord un seul potage au milieu du jour, puis à sept mois deux par jour, un le matin et un le soir; enfin, à dix mois, on peut donner jusqu'à trois petits potages.

Ce nouveau régime consiste en bouillie claire bien cuite, faite avec du froment et du lait, ou en potages gras ou maigres au beurre et au lait : le *tapioca*, l'*arrow-root*, le *sagou*, le *racahout*, la *semoule*, la *crème de riz*, la *fécule de pommes de terre*, les *biscottes de Bruxelles*, les *croûtes de pain* bien cuites et tamisées, etc., etc., peuvent servir à cet objet. Ces différentes fécules sont cuites au lait, à l'eau, assaisonnées au beurre, au bouillon de poulet ou au bouillon ordinaire de bœuf. On en donne d'abord quelques cuillerées, et la quantité augmente à mesure que se prononcent davantage les goûts de l'enfant.

Vers dix à douze mois, on peut donner des croûtes de pain trempées dans le jus de viande, un os à sucer, un œuf cuit à point ou des œufs brouillés, de la purée de pommes de terre, etc. De temps à autre on peut essayer de faire prendre un peu d'eau rougie sucrée que les enfants boivent avec assez de plaisir.

CHAPITRE IV.

DES PATISSERIES.

On ne saurait trop défendre l'usage des gâteaux à la farine et au beurre, qui, n'ayant pas subi comme le pain une fermentation nécessaire à la digestion, troublent les fonctions de l'intestin, et à la longue nuisent à la santé. Ce sont des aliments lourds, indigestes, qui empêchent les enfants de se développer convenablement. Ils donnent souvent lieu à des indigestions; ils engendrent de la diarrhée, et une fois l'inflammation gastro-intestinale qu'ils produisent bien établie, la santé est plus ou moins profondément troublée pour le reste de l'enfance.

LIVRE XII.

DU SEVRAGE.

On donne le nom de *sevrage* aux changements introduits dans l'alimentation des enfants, lorsqu'on veut les priver du sein de leur nourrice, afin de leur créer une existence indépendante, en les habituant aux aliments dont ils doivent faire usage dans le cours de leur vie.

Ce moment est assez souvent critique pour les enfants, soit que la transition n'ait pas été convenablement ménagée et qu'elle ait été trop brusque ou trop prématurée, soit qu'elle n'ait pas été accomplie dans un moment opportun.

Voici d'ailleurs les règles de conduite à suivre dans cette occasion.

CHAPITRE PREMIER.

ÉPOQUE DU SEVRAGE.

A moins de circonstances spéciales, telles qu'une maladie grave de la mère ou de la nourrice, l'allaitement ne doit pas être interrompu avant l'âge de douze à dix-huit mois. C'est vouloir porter un grave préjudice à l'enfant que de le sevrer trop tôt : d'abord, parce que son développement éprouve un moment d'arrêt ; ensuite, parce que ses organes ne sont pas assez habitués à l'excitation des aliments qu'on pourra lui donner, et d'où résultent quelquefois des accidents plus ou moins sérieux ; enfin, parce que, au moment de l'évolution dentaire, le sein est une grande consolation pour les enfants, qui s'y attachent avec ardeur et y trouvent un grand soulagement à leur souffrance. Il faut attendre que le travail de la dentition soit fort avancé ou presque terminé ; par conséquent, l'époque du sevrage doit être fixée à l'âge de douze à dix-huit mois. Pour mon compte, je choisis toujours, pour ordonner le sevrage des enfants, l'un de ces moments de repos qui existent dans la sortie de leurs dents, et je ne supprime l'allaitement qu'après la sortie des dents canines.

De cette manière, l'enfant se trouve avoir les quinze ou seize premières dents caduques, dont l'évolution est la plus pénible, et il ne lui reste à percer que les autres dernières molaires qui viennent ordinairement avec une grande facilité.

Il est également fâcheux de prolonger trop longtemps l'allaitement; car on éprouve souvent de grandes difficultés pour l'interrompre, et l'enfant pourrait souffrir de n'avoir pas une nourriture assez substantielle pour son âge.

CHAPITRE II.

MANIÈRE D'OPÉRER LE SEVRAGE.

Lorsque le moment fixé pour le sevrage est arrivé, il faut commencer par cesser l'allaitement de la nuit, et familiariser l'enfant avec les aliments qui devront, à l'avenir, faire partie de son régime. De cette manière, on ne le prive du sein de sa nourrice, c'est-à-dire du lait, que lorsqu'il est en état d'être nourri différemment. C'est alors qu'il faut l'habituer au pain, à l'eau rougie sucrée, aux bouillies féculentes simples, aux bouillies avec de la fécule torréfiée, à l'infusion du café de glands doux, aux potages maigres et gras, une fois ou deux par jour; à l'usage de la viande, qu'on lui donne par petits morceaux à sucer; et enfin, lorsqu'il est convenablement accoutumé à ces aliments, au bout d'un mois environ, on cesse tout à coup de lui donner à teter. D'abord il crie et s'obstine; mais, s'il n'est pas malade, il faut lui résister, et bientôt il cède en se dédommageant sur les aliments du sein qu'on lui refuse. Quelques-uns cependant restent obstinément attachés au sein de leur nourrice, et il faut, pour les en dégoûter, mettre autour du mamelon une solution amère, mais inoffensive, de sulfate de quinine, de gentiane ou d'aloès, dont la saveur est très désagréable et les repousse sans retour. On a vu des mères prolonger l'allaitement bien au delà du terme où il doit cesser, mais cela est exceptionnel. Ainsi, M. Baffos racontait autrefois à ses élèves de l'hôpital des Enfants l'histoire d'une dame qui redoutait beaucoup l'époque du sevrage pour son fils. Elle continuait de l'allaiter, et vers l'âge de trois ans, un jour qu'elle l'appelait pour lui donner à teter, ce fut l'enfant qui répondit : « Ma foi, maman, je n'en veux plus. »

Sous l'influence des idées chimiques modernes, quelques médecins se sont élevés contre l'usage des bouillies féculentes, pour les remplacer par des fécules torréfiées, du bouillon peu cuit, dit de Liebig, et de la viande crue. C'est un tort. Sans doute ces aliments sont quelquefois utiles, mais il ne faut pas songer à les substituer à ceux qui ont servi jusqu'ici à la nourriture des jeunes enfants.

Ces conseils sont motivés sur ce que les amylacés ne se dissolvent pas complétement dans l'eau bouillante, et qu'il faut, pour obtenir ce résultat, l'emploi de la marmite de Papin, ou la torréfaction, jusqu'à ce que l'amidon commence à jaunir. Dans ce dernier cas, il perd 16 à 24 pour 100 en poids, se transforme en gomme et en dextrine, devient soluble et se digère plus aisément, une partie des modifications qu'il doit subir étant opérées antérieurement.

Quelques médecins veulent aussi, avant et après le sevrage, joindre le régime animal au régime féculent, et donner, outre le bouillon de bœuf ordinaire, de la viande crue hachée et du bouillon de Liebig.

Pour la viande crue, c'est du meilleur filet de bœuf, bien dégraissé et raclé en bouillie fine, deux cuillerées à bouche par jour, avec ou sans sucre, ou bien ajouté à la soupe préparée aux féculents.

Le bouillon de Liebig s'obtient avec de la viande

hachée de bœuf maigre et dégraissé. Une livre de viande est mélangée avec même quantité d'eau et un peu de sel. On fait bouillir légèrement une demi-heure et l'on passe à travers un linge. La graisse, l'albumine coagulée et la fibrine restent sur ce filtre, et le bouillon contient les principes aromatiques et nutritifs de la viande, la créatine, l'acide lactique, inosique et les sels. On le donne seul ou avec des féculents torréfiés. La viande de cheval peut servir à la préparation de ce bouillon.

Le régime, après le sevrage, doit être simple et composé des substances les plus délicates de la nourriture de famille. Il ne doit y entrer aucun de ces aliments de haut goût, fortement épicés, convenables peut-être pour les adultes, mais assurément nuisibles pour ces jeunes enfants. Il leur convient de faire plusieurs repas par jour, car, s'ils mangent peu à la fois, ils doivent manger souvent; c'est d'ailleurs ce que savent très bien les mères de famille, qui ne sont guère embarrassées à cet égard.

Il faut, autant que possible, proscrire les pâtisseries et tous les gâteaux avec lesquels on affriande les enfants. A cette époque comme précédemment, elles sont très souvent nuisibles. Du pain avec des gelées de fruits, voilà la meilleure nourriture. Les pâtisseries, toujours indigestes, donnent souvent de la diarrhée, amènent des inflammations chroniques du ventre, qui troublent la santé pour longtemps.

Maladies du sevrage.

On parlait autrefois des maladies du sevrage comme de maladies d'une nature spéciale, en rapport avec le changement d'alimentation des enfants. Ces affections n'ont rien de particulier, et présentent, à cette époque, les mêmes caractères que dans les autres périodes de la première enfance. Ce sont l'entéro-colite, le rachitisme, la tuberculose, le carreau, etc. La plupart apparaissent comme de simples phénomènes de coïncidence, sans relation de cause à effet. Il en est une cependant qui paraît être plus spécialement en rapport avec le sevrage, c'est l'inflammation aiguë et chronique des voies digestives, ou entéro-colite. Elle résulte d'une alimentation trop substantielle ou indigeste, et les gâteaux ou les pâtisseries qu'on donne aux enfants sont pour beaucoup dans son apparition. Ses caractères ne sont point modifiés, et l'on peut prévenir son développement par l'emploi des moyens destinés à ménager la transition entre l'allaitement et la vie indépendante.

CHAPITRE III.

SOINS A DONNER AUX MÈRES ET AUX NOURRICES
A L'INSTANT DU SEVRAGE.

Après le sevrage, les seins se gonflent, deviennent durs et douloureux ; ils coulent plus ou moins abondamment, suivant les femmes, et cet état peut se prolonger assez longtemps.

C'est par exception que le lait tarit dès qu'on cesse de donner à teter. Quand le lait coule et que les seins sont douloureux, il faut les couvrir de ouate, afin d'éviter qu'un refroidissement n'amène un engorgement inflammatoire suivi d'abcès.

Quelques nourrices ont de la fièvre et un peu moins d'appétit. Cela est rare. Dans cet état, il faut qu'elles mangent moins, et qu'elles boivent de la tisane faite avec une infusion de pervenche, avec la décoction de canne de Provence, avec la décoction de chiendent nitré ; qu'elles prennent quelques paquets de 50 centigrammes d'acétate de potasse dans de l'eau sucrée ; du bouillon d'oseille, etc. Elles doivent enfin se purger une ou deux fois, à huit jours de distance, soit avec 60 grammes de citrate de magnésie dans de l'eau, soit avec 20 grammes d'huile de ricin préparée à froid dans du café noir sucré, soit avec de l'eau de Pullna, une bouteille en deux jours.

De même qu'on a cherché les moyens d'activer la sécrétion du lait, de même a-t-on voulu en supprimer l'abondance. M. Coutenot (de Besançon) croit y avoir réussi avec l'huile de chènevis obtenue par expression, et appliquée chaude sur les seins, en frictions et en fomentations. Pour lui, ce serait un *antilaiteux* par excellence. Voici ses conclusions :

« 1° L'huile de chènevis nous a paru diminuer toujours, arrêter quelquefois la sécrétion mammaire, remédier sûrement aux engorgements laiteux, et pouvoir prévenir certains accidents inflammatoires consécutifs, sans avoir aucune prise sur ceux-ci lorsqu'ils se développent. Cette action est prompte.

» 2° L'huile de chènevis doit être récente, obtenue par expression, sans odeur marquée à froid ; il convient de l'employer chaude, en embrocations abondantes toutes les deux ou trois heures ; les seins doivent ensuite être recouverts de ouate.

» 3° L'extrême prudence conseille de surveiller l'effet trop rapide sur la sécrétion, et d'associer à

son emploi un révulsif intestinal ou une dérivation
sudorale à la peau (1). »

Comme après le sevrage les mères sont généralement assez fatiguées, il importe de remédier à
l'épuisement de leur constitution, et de faire disparaître un certain degré d'anémie qui existe
presque toujours. Le séjour à la campagne ou aux
bords de la mer, le sirop de quinquina, le sirop
d'arséniate de soude et les préparations ferrugineuses pourront alors être employés avec succès.

LIVRE XIII.

DENTITION, SES RAPPORTS AVEC L'ALLAITEMENT, ET DES ACCIDENTS AUXQUELS ELLE PEUT DONNER LIEU.

Pendant la vie de la mamelle, les enfants pré-
parent les organes qui doivent assurer leur vie
indépendante. Les viscères acquièrent chaque jour
une activité plus considérable, et l'on voit dans la
bouche les mâchoires s'armer de dents pour faciliter la mastication. Ce travail naturel ne se fait
pas toujours sans douleur. Il irrite ces pauvres

(1) *Annales médicales de la Flandre occidentale,* 17ᵉ livrai-
son, 1856.

petits êtres, les empêche plus ou moins de teter et leur occasionne souvent de graves complications. La dentition est la plus sérieuse crise du premier âge, et beaucoup d'enfants sont emportés par elle.

Il est rare de voir les enfants naître avec des dents. Elles ne paraissent ordinairement que du cinquième au septième mois chez les enfants en bonne santé, et le retard au delà de cette époque annonce toujours un état maladif, tel qu'un commencement de rachitisme auquel il faut remédier promptement : retard de dentition, grandes fontanelles, marche tardive, tout cela se tient et dépend d'un vice de nutrition du système osseux.

Les deux dents incisives inférieures médianes sortent ordinairement les premières, elles apparaissent successivement ; puis viennent l'une après l'autre aussi les deux incisives médianes de la mâchoire supérieure. On voit ensuite apparaître les incisives latérales supérieures ou inférieures indistinctement, formant les huit premières dents. A la même époque, ou après un court repos, vers la fin de la première année, sortent successivement les quatre premières petites molaires, et, après un nouvel instant de repos, les quatre canines : ce qui forme seize dents dans le cours de la seconde année. Alors paraissent peu à peu quatre autres molaires, et la première dentition, composée de vingt dents, dites *dents de lait*, est terminée.

Phénomènes de la dentition. — Dès le troisième mois de la vie à la mamelle, le jeune enfant salive abondamment et mâchonne tout ce qui est à sa portée. Les gencives, encore roses et pâles, sont bordées d'un bourrelet mince de la muqueuse qui annonce que la première dent est encore loin de paraître. Peu à peu cependant ce bourrelet s'affaisse sur lui-même et disparaît, la dent fait saillie sur la gencive, qui s'amincit et qui bientôt lui livre passage. Il en est chaque fois ainsi ; mais de temps à autre, avec ces phénomènes, il se produit de la rougeur et de la chaleur dans la bouche, une salivation abondante, un agacement et une irritabilité considérables, de l'insomnie, des cris et un état fort inquiétant qui ne tarde pas à se dissiper.

Accidents de la première dentition. — En même temps que s'accomplit le travail de la première dentition, il se produit chez les enfants des accidents locaux inflammatoires et des phénomènes généraux gastriques, cutanés, pulmonaires ou nerveux, plus ou moins graves. Ces troubles ne sont pas constants, ils peuvent manquer chez un grand nombre d'enfants ; mais leur manifestation est souvent de nature à exciter une juste inquiétude. Je vais en dire quelques mots (1).

1° *Accidents locaux de la première dentition.*
— Les troubles locaux de la première dentition s'observent dans la bouche. Ce sont :

A. Le *gonflement considérable des gencives*, qui sont molles, douloureuses au moindre contact ; ce qui oblige quelquefois les jeunes enfants à rester la bouche ouverte, béante, à laisser écouler la salive qui s'accumule au-dessus de la lèvre inférieure.

B. La *tension des gencives*, qui engage quelquefois le médecin à faire le débridement de ces parties au moyen de la lancette.

C. Les *aphthes*, qui se produisent dans l'angle formé par la gencive et la lèvre, à la face interne des joues, sur la langue. Ce sont de petites ulcérations à fond grisâtre, pseudo-membraneuses, douloureuses, qui, à une époque plus avancée de la vie, engendrent la stomatite ulcéro-membraneuse. On les guérit par le miel rosat, l'alun, le chlorate de potasse ou les cautérisations.

D. La *stomatite simple*, ou inflammation de

____

(1) Voyez, pour plus de détails, E. Bouchut, *Traité des maladies des nouveau-nés, des enfants à la mamelle et de la seconde enfance*, 4ᵉ édit., p. 433.

toute la bouche, qui cause une souffrance très pénible aux jeunes enfants, les empêche de dormir, et les rend désagréables et inconsolables.

E. L'*adénite cervicale*, c'est-à-dire la formation de glandes sous le cou, qui peuvent donner lieu à des abcès sous-maxillaires d'autant plus fâcheux qu'ils peuvent dégénérer en scrofule.

Ces différents troubles locaux peuvent être combattus par les moyens que je viens d'indiquer ; mais on peut essayer de les prévenir en donnant aux enfants un hochet à mordre, un morceau de racine de guimauve à sucer, ou leur frottant les gencives avec du miel laudanisé ou du sirop de karabé.

2° *Accidents généraux de la première dentition.* — Quand la dentition n'occasionne qu'une inflammation locale des gencives ou de la bouche, de la douleur et un obstacle à l'allaitement, il ne faut pas trop se plaindre ; mais, dans quelques circonstances, elle produit des troubles plus sérieux. On voit apparaître des accidents sympathiques sur la peau, sur la muqueuse digestive pulmonaire, et dans le système nerveux.

A. A la *peau*, il se produit sur le visage ou sur le corps, de l'urticaire, de la roséole, de l'eczéma et surtout de l'impétigo. Ces deux dernières maladies paraissent comme accidents fébriles critiques, puis se perpétuent à l'état d'affection cutanée, souvent assez difficile à guérir, et pour laquelle les lotions ou les bains de son et de sublimé sont nécessaires.

B. La *laryngite* et la *bronchite* sont souvent la cause du travail de la dentition; mais, dans ce cas, l'inflammation de la muqueuse du larynx et des bronches est toujours très superficielle, et n'entraîne aucun accident grave. Les enfants toussent plus ou moins souvent, et leur indisposition ne réclame que l'emploi de préparations calmantes.

C. Les *vomissements* sont chose très fréquente au moment de la sortie des premières dents. L'enfant, irrité, agacé, souffrant et dormant très mal, devient dyspeptique. Ses digestions sont mauvaises, et le lait l'indigère au point qu'il rejette souvent en abondance tout ce qu'il a teté.

D. La *diarrhée* est bien plus fréquente que les vomissements, c'est l'accident le plus ordinaire. On constate un bien plus grand nombre d'évacuations que dans l'état habituel, et comme l'accident se reproduit chaque fois qu'une dent se prépare à sortir, il n'y a pas lieu de douter de la cause du mal. Les matières, rendues très fréquemment, sont jaunâtres, glaireuses, mêlées de mucus filant comme du blanc d'œuf, et quelquefois de matières vertes avec grumeaux blancs de lait coagulé et non digéré. Les enfants ont de violentes coliques, quelquefois telles qu'on ne peut calmer leurs cris ; ils se tordent, rendent des vents et paraissent dans un grand état de souffrance. Si l'état se prolonge, ils pâlissent ; leurs chairs deviennent molles, flasques, et il se déclare une véritable inflammation d'entrailles qui peut les faire périr. Donner moins à teter, supprimer les potages ; administrer des lavements laudanisés, de l'eau de son, de riz, de gomme, d'albumine, du sirop de gomme suffisamment bismuthé ; appliquer des cataplasmes sur le ventre, etc.; tels sont, en abrégé, les moyens à employer dans cette circonstance.

E. Les *convulsions*, la *syncope*, sont les accidents sympathiques les plus graves de la première dentition. Ils résultent d'une modification inconnue du système nerveux qui, sans désordre matériel, trouble violemment son action. L'enfant perd subitement connaissance et reste immobile avec de faibles mouvements convulsifs dans les yeux ou dans la bouche. Ce sont des *convulsions internes*. Ailleurs, avec la perte de l'intelligence, se manifestent de fortes convulsions dans la face et dans les membres. Les yeux sont fixes, déviés de leur axe ; les paupières tremblent, la bouche se contourne, et le visage offre une expression horrible à voir. Un état convulsif analogue existe dans les membres, qui sont roides et s'agitent violemment. Tout cela dure quelques secondes à peine et disparaît jusqu'à la sortie d'une nouvelle dent. Chez quelques enfants, ces désordres se reproduisent comme une sorte de mauvaise habitude du système nerveux, sous forme d'attaques convulsives intermittentes, pouvant dégénérer en *épilepsie*. C'est souvent ainsi que commence cette névrose. Ailleurs, la convulsion est si forte et la perte de connaissance consécutive si prolongée, qu'il y a lieu de craindre la mort. Ainsi, je connais un enfant de dix ans, aujourd'hui en parfaite santé, qui, au moment de sa dentition, eut ainsi une violente convulsion subite aux Tuileries. On le crut mort, et, comme je l'ai rapporté ailleurs (1), sa bonne, qui était seule, toute désolée, le rapportait chez ses parents dans son tablier relevé devant elle, comme lorsqu'on porte quelque part un paquet qu'on ne veut pas laisser voir. En chemin, l'enfant reprit connaissance, et il rentra chez lui en aussi bon état

(1) *Traité des maladies des nouveau-nés, des enfants à la mamelle et de la seconde enfance*; 4° édit., p. 141.

que s'il n'eût rien éprouvé. Dans quelques cas, les choses n'ont pas un aussi heureux dénoûment. La convulsion entraîne une perte de connaissance irrémédiable, promptement suivie de mort. C'est l'affaire de quelques minutes.

Dans l'état convulsif occasionné par la dentition, les enfants doivent être déshabillés complétement et exposés au frais ; il faut leur souffler de l'air dans les narines, et leur faire respirer du vinaigre ou de l'ammoniaque affaiblie. On doit les frictionner vivement sur tout le corps, leur frapper la paume des mains, fouetter leurs fesses et leur faire prendre du sirop de fleurs de tilleul, ou d'éther par petites cuillerées, quelques gouttes d'eau de laurier-cerise ou de teinture de musc dans une cuillerée à café d'eau sucrée. En outre, pour prévenir le retour de ces accidents, il faut donner des bains de tilleul, des layements d'asa fœtida, de chloroforme, et l'on peut faire prendre aux enfants chaque jour quelques milligrammes de valérianate de zinc, de valérianate d'ammoniaque, d'oxyde de zinc ou du sirop d'éther en petite quantité.

LIVRE XIV.

DES HABITUDES, DE L'EXERCICE, DU SOMMEIL ET DU COUCHER DES ENFANTS.

CHAPITRE PREMIER.

DES HABITUDES.

Rien n'est plus dangereux que de laisser prendre de mauvaises habitudes d'hygiène aux jeunes enfants. Ils ont ensuite, dans les cris, un moyen de commandement si facile et si absolu, que ceux qui les entourent deviennent leurs esclaves, et se soumettent à leurs moindres volontés, dans la crainte d'exciter leur colère et de leur faire mal.

C'était autrefois la coutume d'endormir les enfants en les berçant sur les bras ou dans leurs berceaux ; mais de justes critiques ont fait abandonner ce moyen, qu'on n'a plus que très rarement l'occasion de combattre aujourd'hui. Cependant on croit encore assez généralement à la nécessité d'endormir les enfants, soit par des caresses, lorsqu'ils sont dans leur lit, soit en les tenant sur les genoux jusqu'à ce que le sommeil

ait appesanti leurs paupières. Il arrive alors que,
si d'autres occupations viennent à distraire la
nourrice de ce soin, l'enfant crie jusqu'à ce qu'on
soit venu pour l'endormir ; et quand il se réveille
dans la nuit, on est obligé de rester près de lui et de
recommencer les mêmes caresses. C'est une mauvaise habitude à laisser prendre aux enfants qui
veulent dormir sur les genoux de leur nourrice.
On peut les élever tout différemment, et leur sommeil n'en est pas moins profitable. Il n'y a qu'à
les placer tout éveillés dans leur berceau, et ils
prennent bientôt l'habitude de s'y endormir. Il en
coûte peu de suivre cette ligne de conduite dès les
premiers jours de l'allaitement ; elle est très profitable, en ce sens que les enfants deviennent très
dociles et laissent à la nourrice tout le temps
nécessaire à son repos.

Lorsque la mauvaise habitude est établie, et
qu'elle devient accablante pour les parents, on
peut la détruire avec un peu de courage et de
volonté. Il suffit de résister aux cris des enfants,
ce qui est possible quand on sait qu'ils ne souffrent pas et qu'ils n'ont besoin de rien. On les
laisse dans leur berceau s'endormir seuls ; leur
chagrin est grand le premier jour, mais leurs cris
s'apaisent bientôt quand ils voient qu'on est résolu

à ne pas satisfaire leur caprice. Il en est encore ainsi pendant deux ou trois jours ; et enfin on les voit céder et s'endormir dès qu'on les place dans leur lit.

CHAPITRE II.

DE L'EXERCICE.

L'exercice est une des plus importantes parties de l'hygiène de l'enfant des villes. C'est le seul moyen de suppléer au désavantage qu'il y a pour lui à n'être pas élevé au milieu du bon air des campagnes.

Il faut, même pour les plus jeunes enfants, les habituer par tous les temps à l'influence de l'air extérieur, en ayant soin de les couvrir convenablement, selon la rigueur de la température. Sauf les jours de pluie trop abondante et de tempête, la promenade prolongée, en été comme en hiver, leur est très avantageuse, favorise leur développement, donne du ton et de la couleur à la peau. Le soleil leur est surtout convenable, et il est inutile de chercher, comme on le fait, à les garantir complétement de ses rayons, dont ils ressentent la salutaire influence.

Où le soleil n'entre pas, le médecin entre sou-

vent, dit un proverbe italien, et cela est vrai, car les appartements obscurs sont ceux où la scrofule et la tuberculose prennent ordinairement naissance.

Il n'est aucune raison, sauf les cas de temps trop mauvais ou de maladie, qui puisse empêcher de sortir les enfants. Ce serait mal calculer leur intérêt que de croire remplacer la promenade et l'exercice sur un tapis, en plein air, dans un jardin, par l'ouverture des fenêtres de leur appartement ; il faut les promener au dehors, et, si cela est possible, y passer la plus grande partie de la journée avec eux.

CHAPITRE III.

DU SOMMEIL.

Les enfants vivent si vite, leurs fonctions s'accomplissent si rapidement, qu'ils ont fréquemment besoin de réparer leurs forces et leurs organes. C'est pour cela que l'alimentation souvent répétée et le sommeil leur sont si nécessaires.

La nuit ne saurait suffire au repos des enfants ; ils s'endorment encore quelques heures pendant le jour, et l'on doit, durant les deux premières années de la vie, respecter ce sommeil. Toutefois il faut arranger les heures de la sieste de

manière à ne pas empêcher la promenade quoti-
dienne, surtout en hiver, puisqu'on ne peut sortir
qu'à certains moments de la journée, de midi à
trois heures. Plus tard, il faut détruire cette habitude ; le sommeil du jour n'est plus nécessaire,
et il empêche celui de la nuit d'être aussi profitable qu'il le serait sans cette circonstance.

CHAPITRE IV.

DU COUCHER.

Les enfants doivent être mollement couchés à
cause de la délicatesse de leurs membres, et leur
berceau doit être garni et matelassé sur les bords,
afin qu'ils ne puissent dans leurs mouvements se
faire aucun mal.

La confection de la literie mérite une attention
spéciale.

Elle se compose d'un berceau de fer, de bois ou
d'osier. Le berceau de fer est le meilleur, parce
qu'il préserve des punaises. Dans sa profondeur
il faut mettre un ou deux paillassons faits avec un
sac de toile rempli de varech, de *balle d'avoine*
bien sèche et sans odeur, ou de *feuilles de fou-
gère*, dont l'aromè est fort agréable. Ces paillassons ne doivent pas être trop bourrés, afin de ne

pas remplir le berceau et que l'enfant puisse y tenir sans crainte de tomber en remuant. La plume, le duvet et la laine sont plus nuisibles qu'utiles, à cause de la chaleur qu'ils développent, et de la facilité qu'ils ont à s'imprégner de l'odeur de l'urine.

Sur les paillassons se place une couche de toile, et quelques personnes y mettent de la *toile cirée*, ou du *taffetas gommé*, pour retenir l'urine, ce qui est très mauvais. L'usage des *feutres absorbants* est infiniment préférable. Les feutres sont mouillés par l'urine, qui ne séjourne ni dans les langes de l'enfant ni dans les paillassons de balle d'avoine, et l'on n'a qu'à les faire sécher pour s'en servir de nouveau. Si les paillassons viennent à se mouiller, il faut les faire sécher à l'air, au soleil, ou devant le feu avant de les remettre dans le berceau. Leur intérieur doit être renouvelé tous les mois.

Sur les paillassons, on place à l'endroit de la tête un oreiller demi-circulaire, également rempli de varech ou de balle d'avoine, quelquefois de crin chez les enfants qui sont très nerveux ou très impressionnables.

Une fois l'enfant dans son berceau, entouré de son maillot, on le couvre d'une couche, d'une couverture de coton ou de laine, suivant la saison et la température. En hiver, on peut le recouvrir d'un petit édredon. On aura soin de placer l'enfant de manière que les yeux ne soient point exposés à une lumière oblique trop vive, et soient directement devant le jour. La nuit et pendant son sommeil de jour, il faut entourer l'enfant dans ses rideaux. On devra ensuite renouveler de temps en temps l'air de l'appartement où il se trouve.

Il y a un abus à éviter qui est malheureusement trop commun, c'est celui de couvrir immodérément les enfants dans leur berceau, sous prétexte de les garantir du froid et des impressions de l'air : de cette façon on les étouffe sous des couvertures pesantes ; ils baignent dans la sueur, et, pendant l'été, ils ont le corps couvert de rougeurs et de vésicules sudorales que l'on prend quelquefois pour une maladie sérieuse, tandis qu'elles sont le résultat d'une pratique vicieuse. Ces éruptions disparaissent dès qu'on cesse de trop couvrir les enfants.

LIVRE XV.

DES VÊTEMENTS.

On a enfin compris qu'il fallait habiller les enfants pour les garantir de l'influence des agents extérieurs, et en particulier du froid, et non pas pour apporter une entrave à la liberté de leurs mouvements. Ainsi l'usage du maillot, tel qu'on le confectionnait autrefois, est abandonné. On n'emprisonne plus les enfants dans des draps, leurs jambes allongées et immobiles, leurs bras solidement fixés le long du corps, et la tête attachée sur le devant de la poitrine. On les laisse à peu près libres dans les pièces de linge qui les enveloppent. C'est là le principe qui doit présider à l'habillement des enfants.

Il y a deux manières d'habiller les nouveau-nés : on les laisse en liberté, ou l'on se sert du maillot modifié.

Quand on les élève avec les membres en liberté, leur vêtement de corps se compose de la chemisette de toile, de la brassière de laine et de coton ouverte par derrière, d'un semblant de corset, du fichu, de la robe, de chaussettes de laine tricotée

et de couches de toile ou de flanelle en culotte.
Ce vêtement, convenable peut-être à cinq mois, ne
l'est pas au moment de la naissance, et il expose le
nouveau-né à des refroidissements dont les conséquences peuvent être mortelles.

Le maillot modifié est infiniment préférable
pendant les premiers mois de la vie. Plus tard on
peut le quitter pendant le jour ; mais il faut le
reprendre pendant la nuit jusqu'à un an ou dix-
huit mois. Le maillot, tel qu'on l'emploie aujour-
d'hui, n'est susceptible d'aucun reproche ; il ne
comprime pas le corps et gêne peu les membres.
Il a de plus l'avantage d'empêcher le refroidissement des jambes, et si l'enfant se mouille avec
l'urine, il est en contact avec du linge qui reste
tiède en attendant qu'on le renouvelle.

Ce maillot est composé des pièces suivantes :
une chemisette de toile et une brassière de laine,
ouvertes par derrière et fermées avec des cordons
ou des épingles, recouvrent la poitrine et les
bras ; une couche également de toile, et un lange
de coton ou de laine, suivant la saison, destinés à
envelopper la partie inférieure du tronc et les
membres pelviens. On fixe ces pièces de toilette à
la partie moyenne du corps, qu'elles doivent entourer. La couche enveloppe les jambes, et sert à

les isoler pour empêcher tout frottement de ces parties ; le lange placé par-dessus recouvre les jambes réunies, et comme il dépasse de beaucoup la longueur de l'enfant, on le relève en le pliant pour envelopper de nouveau la partie inférieure du tronc. Toutes ces parties de l'habillement doivent être peu serrées et assujetties avec des cordons plutôt qu'avec des épingles. Dans le cas où l'on emploie des épingles, il faut les placer avec précaution pour ne pas endommager la peau. Quelquefois leur pointe n'est pas complétement sortie au dehors, et s'enfonce dans les chairs à chacun des mouvements de l'enfant. Les malheureux crient sans cesse jusqu'à ce qu'on les ait démaillottés. J'en ai vu un qui avait la peau du dos traversée de part en part en même temps que sa chemisette et sa brassière. Ce petit être poussait des cris horribles. Il resta trois heures dans cette position ; il eut une convulsion assez forte, et ce ne fut qu'en le déshabillant qu'on découvrit la cause de l'accident. Ce fait doit servir de leçon, et il impose à toutes les mères l'obligation de déshabiller les enfants qui crient avec obstination, pour rechercher si par hasard quelque épingle mal placée ne serait pas la cause de cette manifestation de douleur.

Il faut apprendre de bonne heure aux enfants à garder la tête nue, car cette partie est moins facile à impressionner par le froid que les autres parties du corps. Chez les jeunes enfants, elle doit être peu couverte. On se sert à cet usage d'un bonnet de laine surmonté d'un bonnet de linge, assez grands tous les deux pour ne pas gêner le développement de la tête ni comprimer le cerveau.

Il est important de tenir compte de cette recommandation, afin d'éviter les accidents qui peuvent résulter de la compression de la tête dans le jeune âge. On a en effet, mais sans trop de raison, cherché à rapporter à cette cause le développement de plusieurs maladies du cerveau, et en particulier de l'aliénation mentale.

Je ne terminerai pas ce qui est relatif à l'habillement des enfants sans parler de la flanelle et sans blâmer son usage, devenu trop fréquent pour les besoins de l'enfance. Ce tissu de laine fort doux, qu'on applique immédiatement sur la peau, ne convient qu'aux enfants nés avant terme, à ceux qui sont trop débiles, et à ceux enfin que l'on suppose faibles de poitrine par suite de la viciation originelle des parents. Alors il est vraiment utile à ceux qui en font usage et qui se trouvent parfaitement bien de la douce chaleur dans laquelle ils vivent.

Au contraire, les enfants qui sont à peu près bien développés et qui n'inspirent aucune crainte sous le rapport de la constitution, ne doivent pas être habillés de flanelle. C'est le moyen de les énerver et de les rendre trop susceptibles à l'influence du froid. Il vaudrait mieux adopter un moyen d'éducation tout opposé, et les laver tous les jours avec de l'eau froide à 20 degrés centigrades. La flanelle est pour eux un vêtement nuisible, qui maintient la peau à un degré de chaleur trop considérable, surtout au moment des élévations de température extérieure, et il en résulte des transpirations abondantes, et des éruptions sudorales quelquefois accompagnées de très vives démangeaisons.

Vêtements de nuit après le sevrage. — Une fois arrivés à l'âge d'un an ou dix-huit mois, les enfants que l'on couche avec ou sans maillot se découvrent toujours la nuit en se retournant dans leur lit et en agitant leurs membres.

On les trouve presque toujours endormis avec le corps à découvert, plus ou moins à nu. C'est là qu'ils prennent froid, qu'ils s'enrhument et contractent des angines dont on ignore l'origine, en raison des soins qu'on a de leur personne pendant le jour. On dit souvent : Je ne sais comment il se fait que mon enfant puisse s'enrhumer ; il est toujours bien couvert et nous le garantissons parfaitement du froid. Cela est vrai pendant le jour, mais il n'en est pas de même pour la nuit. Alors les enfants qu'on déshabille sont mis sous des couvertures qui ne restent pas une heure en place ; ils se découvrent et tombent malades. On peut remédier à cet inconvénient de deux manières : ou en attachant les couvertures de chaque côté du lit, ou par de longs *sacs de nuit* qu'on noue au-dessous des pieds.

Les *sacs de nuit* pour l'enfance doivent être de toile ou de flanelle, avec de longues manches dépassant les mains de 20 centimètres. Une fois l'enfant placé dans son sac noué autour du cou, au-dessous des pieds et à l'extrémité des bras, on le couche, et il a beau s'agiter dans son lit, il a, quoi qu'il fasse, sur le corps une double épaisseur de toile et de laine. De cette façon il n'a jamais de refroidissement pendant le sommeil, et en outre ce vêtement le garantit contre les mauvaises habitudes qu'il pourrait prendre.

———

LIVRE XVI.

DE LA TOILETTE, DES SOINS DU CORPS, ET DES BAINS.

On ne saurait surveiller avec trop d'attention l'état du corps des enfants sous le rapport de la propreté. Les lotions que l'on met en usage à cet effet forment une des conditions fondamentales de la bonne éducation physique, car ils ont aussi cet avantage, de pouvoir fortifier les individus et de les mettre en état de résister plus facilement aux influences fâcheuses qui pourront les assiéger dans leur vie. Ces lotions sont tout aussi utiles chez les enfants jeunes et délicats, dont la peau, fréquemment salie par les déjections naturelles, est plus susceptible que dans toute autre circonstance de s'enflammer à ce contact, que chez ceux qui sont robustes et vigoureux, envers lesquels il ne semble pas nécessaire de mettre ces précautions en usage. Chez tous elles ont pour résultat le développement de l'activité des fonctions perspiratoires de la peau, la vigueur de la constitution, et des forces générales de l'individu.

Des bains.

De graves questions se sont élevées au sujet des bains, sous le rapport de leur fréquence et de leur température.

On croyait jadis fort essentiel, pour fortifier les enfants, de les laver et de les baigner à l'eau froide quelques jours après la naissance, et de continuer cette méthode jusqu'à un âge assez avancé. Hufeland est de cet avis ; mais il se montre assez scrupuleux dans l'emploi de ces moyens, car il conseille d'attendre, pour les mettre en usage, que la sixième semaine soit arrivée. Alors, dit-il, on lave chaque matin tout le corps avec de l'eau tiède que l'on rend insensiblement plus froide. C'est là le meilleur moyen de fortifier le système nerveux et cutané, et de préserver les enfants des affections nerveuses, catarrhales et rhumatismales. C'est ainsi qu'on les habitue aux influences nuisibles auxquelles ils sont exposés dans le cours de leur existence.

Ces idées ont peu à peu disparu de l'hygiène des enfants, car leur application pourrait être préjudiciable à beaucoup d'entre eux, et surtout aux plus délicats. Quelle que soit la faiblesse de ces petits êtres, on veut les élever, et l'on y arrive

à force de soins et de précautions. Ce serait chercher inutilement le danger que de les baigner de
trop bonne heure à l'eau froide; et il faut se contenter de leur laver le corps avec de l'eau légèrement tiède, suivant la saison, et au moyen d'une
éponge à toilette. Cette opération sera faite assez
rapidement et aussitôt suivie de frictions légères
sur la peau avec une toile douce de lin ou de flanelle, pour absorber l'eau et pour empêcher le
refroidissement du corps. Dans la journée, lorsque
l'enfant a sali sa couche, on le lave de nouveau et
on le change de linge autant de fois qu'il est nécessaire.

Chaque fois qu'on lave un enfant, il faut, après
l'avoir essuyé, saupoudrer son corps, et surtout le
voisinage des parties naturelles, avec la poudre à
la maréchale ou avec la poudre de lycopode par-
fumée. Ces substances protégent la peau contre
l'action irritante de l'urine et des matières excré-
mentitielles.

Quelques médecins conseillent l'usage des bains
quotidiens ; mais c'est véritablement là une exagé-
ration de la pratique des soins de propreté. Quand
on pense aux lavages si fréquents du corps d'un
enfant bien soigné dans un jour, on doit regarder
l'administration d'un bain quotidien comme une

chose superflue. Je considère même ce bain comme
nuisible, car il fatigue et affaiblit les enfants plutôt
que de les fortifier. Un bain d'eau simple, pendant
dix ou vingt minutes, répété tous les deux jours, et
même une fois par semaine, peut suffire. La température des bains doit être agréable et modérée.
Dans l'été, on peut les donner presque froids, mais
alors ils doivent être très courts et prolongés quelques minutes seulement. Ils auront 30 degrés centigrades en hiver, et 27 degrés en été. Les bains
de rivière ne sont convenables que pour les enfants sortis de la première enfance.

Des soins de la tête chez les enfants.

La tête mérite autant et peut-être même plus
de soins que le corps, car il règne encore dans
le monde, et surtout chez les personnes de condition inférieure, des préjugés ridicules au sujet de
la propreté de cette partie. Un grand nombre de
mères de famille considèrent les croûtes brunâtres
de la tête, les poux et même les gourmes du cuir
chevelu, comme une chose nécessaire à la conservation de la santé de leurs enfants. Beaucoup ne
veulent pas toucher à ces ordures. Il faut cependant gagner sur les parents de les faire disparaître
pour éviter les maladies du cuir chevelu, l'impé-

tigo en particulier, qui gagne les oreilles ou les yeux, et détermine le gonflement des glandes du cou. Il suffit, pour entretenir la tête dans un état de propreté convenable, de la laver en même temps que le corps avec de l'eau simple à la même température.

LIVRE XVII.

DE L'ALLAITEMENT PAR UNE NOURRICE MALADE, OU DE L'INFLUENCE DES MALADIES DE LA NOURRICE SUR LA SANTÉ DES ENFANTS.

L'influence des maladies de la nourrice sur la santé de l'enfant est une des questions les plus controversées, les plus difficiles et les plus élevées de la médecine. Son importance sera surtout bien comprise par ceux qui pratiquent la médecine des enfants. En effet, il est très essentiel d'apprécier l'état antérieur de la santé des mères et des nourrices au moment de désigner la personne qui doit entreprendre l'allaitement. Il n'est pas moins nécessaire d'étudier les maladies des nourrices pour arriver à connaître leur degré d'influence sur la santé des enfants. De cette manière on apprend à distinguer les cas où il faut interrompre l'allaitement de ceux où l'on peut le continuer, et l'on détermine scientifiquement les circonstances qui peuvent autoriser le changement de nourrice.

Ce sujet, qui mérite la plus grande attention, n'a été que fort rarement envisagé de cette manière par les médecins. Tous ceux qui, par leur talent et par l'étendue de leur expérience, auraient pu se prononcer à cet égard ne l'ont pas fait, ou du moins n'ont pas publié les résultats de leurs recherches. On trouve partout l'histoire des maladies héréditaires; quant à l'influence des maladies de la nourrice, il en est rarement question dans les livres. Peu de personnes ont exploré ce sujet, et je n'ai pour guide dans ce travail que des considérations isolées prises dans des traités d'accouchement, dans des recherches sur le lait et dans les dissertations latines étrangères de Platner, de Baldini, de Marianini, de Wagner, etc. Çà et là se trouvent aussi des renseignements vagues sur ce sujet, des histoires merveilleuses, toujours les mêmes, répétées à l'envi par les auteurs, dans le but de démontrer l'influence des affections morales de la nourrice. Nulle part la question n'est traitée comme on pourrait désirer de le voir faire aujourd'hui. Toutefois, en parlant des altérations du lait produites par les abcès du sein, M. Donné s'est occupé de l'influence que ces altérations pouvaient avoir sur la santé des enfants, et nous a fourni quelques indications utiles. J'y reviendrai plus loin.

Division du sujet. — Il faut, pour l'intelligence de ce qui va suivre, séparer avec soin : 1° ce qui se rapporte à l'influence des maladies antérieures de la mère sur la santé des enfants, c'est-à-dire tout ce qui se rapporte à l'hérédité maternelle ; 2° ce qui est relatif à l'influence des maladies actuelles de la mère nourrice ou de la nourrice.

Dans le premier cas, l'enfant n'est pas malade par le lait de sa mère, et la transmission du mal résulte d'une viciation originelle, datant du moment même de la fécondation ; dans le second, au contraire, la viciation est accidentelle, secondaire à la naissance, et s'opère au moyen de l'allaitement. De telles circonstances sont capitales et forment la base d'une division importante.

J'aurai donc à parler : 1° de l'*influence des maladies antérieures de la mère sur la santé des enfants ;* mais je serai bref à cet égard, ayant eu l'occasion d'exposer précédemment les lois de la transmission des maladies par la génération (1). 2° Je

(1) Voyez le chapitre consacré à l'hérédité morbifique, page 36.

m'occuperai ensuite d'une question plus importante, relative à l'*influence des affections actuelles
de la mère nourrice*, *ou de la nourrice mercenaire sur le nourrisson*, afin d'étudier les maladies de l'enfance produites par l'allaitement. Je
terminerai enfin, et ce sera la conclusion de ce
chapitre, par l'exposé des *considérations qui
nécessitent le changement de nourrice*.

CHAPITRE PREMIER.

INFLUENCE DES MALADIES ANTÉRIEURES DE LA MÈRE SUR LA CONSTITUTION ET LA SANTÉ DE SON ENFANT.

Dans un grand nombre de cas, les maladies du
nouveau-né provenant de la mère ne dépendent
point de la lactation et ont une origine plus éloignée. Elles dépendent de la constitution et de la
santé même de la mère ; ce sont des maladies
transmises par génération, et non acquises après
la naissance. J'en ai parlé assez longuement au
début de cet ouvrage pour n'y pas revenir ici.

Les faits qui se rapportent à l'hérédité maternelle sont en général bien connus et acceptés de
la plupart des médecins. Il me suffira de les rappeler. On peut les classer de la manière suivante :

1° Transmission des caractères physiques et

moraux ; transmission des traits de la physiono-
mie, de la ressemblance, et des qualités de l'intelligence et du cœur.

2° Transmission des vices d'organisation et des
difformités telles que la myopie, la coloration de
la peau et des poils, la forme palmée de quelques
doigts du pied ou de la main, l'augmentation du
nombre des doigts chez les sexdigitaires, le strabisme, la surdi-mutité, les tumeurs érectiles, le
pied bot, etc.

3° La transmission des maladies de la femme
enceinte au fœtus, la variole par exemple, fait
parfaitement bien établi et que j'ai moi-même
plusieurs fois observé ; la syphilis, la fièvre intermittente, mais les exemples en sont rares : c'est
ce qu'on appelle les *maladies connées*. Toutes les
maladies de la femme enceinte ne jouissent pas
de cette propriété, et, pour n'en citer qu'un fait
négatif, je rapporterai le cas d'ictère grave observé par M. Ozanam sur une femme enceinte,
morte au second jour de son entrée à l'hôpital. Les
eaux de l'amnios étaient jaunes, ainsi que le cordon
ombilical, mais l'enfant n'était pas ictérique.

4° La transmission de certaines maladies diathésiques, et dont le développement a lieu chez
les enfants peu de temps après la naissance : la

syphilis et la scrofule dans toutes leurs formes et dans toutes leurs manifestations, l'hémorrha-philie, l'herpétisme, la folie, l'épilepsie, l'irrita-bilité nerveuse, les convulsions, etc.

5° Enfin, la transmission des maladies et des diathèses qui ne paraissent que beaucoup plus tard: la goutte, la gravelle, l'asthme, le cancer, la tuberculose, etc.

Je n'insisterai pas sur ces faits, qui n'ont plus besoin de démonstration, et qui d'ailleurs nous importent peu en ce moment. Il est bon de les consulter au moment de donner un conseil pour un mariage, et dans le cours de la grossesse, lorsqu'on a besoin de savoir si la mère peut entre-prendre la nourriture de son enfant.

Toutefois, parmi ces affections héréditaires du nouveau-né, il en est une qui, par sa gravité, mérite une attention particulière : c'est la *syphilis*. Encore peu étudiée dans le premier âge, et à cette époque de la vie extrêmement difficile à recon-naître, c'est la seule dont je veuille m'occuper. Je le ferai en réunissant à mes observations les ren-seignements qu'un de mes amis, M. le docteur A. Deville, ancien interne de l'hôpital Lourcine, a bien voulu me donner, mais ce ne sera qu'un aperçu général de la maladie.

Pour l'histoire complète de la syphilis infantile, je renvoie au chapitre que j'y ai spécialement consacré (1).

De la syphilis héréditaire chez le nouveau-né

A la naissance, ou dans un intervalle de temps qui varie de quinze jours à deux mois, les enfants offrent souvent des symptômes de syphilis qu'on a cru pendant longtemps être consécutive à la naissance accidentelle et gagnée par le contact d'une personne syphilitique. On sait aujourd'hui qu'il n'en est rien, car il n'est pas de fait mieux établi, mieux avéré et plus commun, que la transmission de la syphilis par la génération.

Peut-elle provenir également du père et de la mère ? La question est souvent difficile à résoudre relativement au père. En effet, les femmes ignorent souvent l'état de la santé de leur mari à cet égard. Elles ne peuvent éclairer le médecin qui les interroge. Dans les hôpitaux, le père est inconnu, et l'on ne peut l'interroger soi-même. En ville, on hésite à adresser des questions indiscrètes, qui peuvent quelquefois troubler la paix d'un intérieur. Par conséquent, tout semble s'opposer à ce

(1) *Traité des maladies des nouveau-nés et de la seconde enfance*, 4ᵉ édition, p. 985.

qu'on puisse découvrir la vérité. On y arrive quelquefois, mais très difficilement, et alors on court
de grandes chances, au milieu des précautions
qu'on a prises, de tomber dans l'erreur. C'est sans
doute à cause de ces difficultés d'observation que
plusieurs médecins ont nié, bien à tort, la transmission de la syphilis provenant du père. Cette
transmission est probable, et je dirai tout aussi
réelle que la transmission d'un doigt palmé, de la
couleur des poils, de la scrofule, de la phthisie
pulmonaire, de l'herpétisme, du cancer, etc.

Quant à l'hérédité par la mère, c'est là le fait
vulgaire, celui qu'on observe tous les jours. Il
n'est même pas rare de trouver des exemples posi-
tifs de transmission de la maladie par la mère
seule, le père étant sain. M. Deville a soigné une
dame dont il connaissait la famille, et qui avait
eu des chancres et des plaques muqueuses à la
vulve. Aucun traitement général n'avait été entrepris, et les phénomènes locaux disparurent. A
peine rétablie, la malade, incontestablement affectée de syphilis latente, se maria et devint enceinte ; au huitième mois, elle accoucha d'un enfant mort, couvert de plaques muqueuses ; le père
jouissait d'une excellente santé, et n'avait jamais
eu de maladies syphilitiques, ce qu'il affirmait

avec une franchise et une bonne foi contre lesquelles il n'y avait pas lieu d'élever aucun doute.

La femme qui transmet la syphilis à son enfant peut se trouver, au moment de l'accouchement, dans trois conditions : 1° elle présente des symptômes syphilitiques *secondaires;* 2° elle n'en présente pas au moment même, mais elle en aura plus tard ; 3° elle en a eu précédemment.

1° La mère est affectée de syphilis secondaire (chancre induré, plaque muqueuse, chute des cheveux et croûtes sur le cuir chevelu, douleurs de tête et dans les articulations, roséole, papules ou pustules suivies ou non d'ulcérations, etc.), au moment de l'accouchement. Ce sont là les cas les plus tranchés, contre lesquels aucun doute ne peut être élevé, et que l'observation la plus superficielle a signalés depuis les temps les plus reculés.

2° La mère présentera plus tard des phénomènes de syphilis constitutionnelle ; mais elle était déjà sous l'influence de la syphilis, elle avait une syphilis latente. Rien de plus commun que cela. Une femme a contracté des chancres ; presque toujours, s'il doit y avoir syphilis constitutionnelle, les chancres se transforment *in situ* en plaques muqueuses ou en chancres indurés, et tout peut s'arrêter là. Mais la malade est affectée maintenant de syphilis constitutionnelle; bien qu'il n'y ait actuellement rien d'apparent à l'extérieur du corps, et si un traitement régulier n'est pas appliqué, plus tard se développeront des symptômes syphilitiques aisés à reconnaître. Que dans cette période qui s'écoule entre le moment où une malade a eu un chancre induré ou une plaque muqueuse et celui où elle aura d'autres maladies syphilitiques, la grossesse ou l'accouchement surviennent, et il y aura probabilité pour que l'enfant soit infecté. C'est ce que l'observation a démontré,

3° La mère a eu, soit avant la grossesse, soit avant l'accouchement, des maladies syphilitiques. Si un traitement régulier n'a pas été suivi, bien que ces maladies soient disparues *comme phénomènes locaux et apparents*, la malade n'en reste pas moins sous l'influence d'une syphilis constitutionnelle qui peut, d'un instant à l'autre, se traduire par la manifestation de nouvelles syphilides ou d'autres symptômes extérieurs. C'est dans ces cas surtout qu'elle peut se transmettre à l'enfant.

Les phénomènes syphilitiques *primitifs* sont-ils transmissibles par l'hérédité? Lorsqu'on veut se donner la peine d'observer, et non pas se créer d'avance des théories auxquelles on veut plus tard plier les faits, on voit bien vite que cette transmission n'a jamais lieu. L'observation attentive nous montre aisément l'origine des *chancres primitifs*, fort rares, du reste, qu'on peut observer chez les nouveau-nés. Toujours alors la mère présente actuellement un chancre dont le pus s'inocule au moyen d'une érosion ou d'une plaie faite à la peau de l'enfant. Mais ce pus proviendrait d'une tout autre source, par exemple des personnes qui remuent l'enfant ou des linges dont on l'entoure, que le résultat serait le même ; il y aurait également inoculation. Je n'ai pas besoin d'insister pour montrer que ce n'est pas là un de ces faits qu'on comprend sous le nom de maladies héréditaires ; mais il était nécessaire de donner quelques détails à ce sujet.

Les accidents syphilitiques, vraiment, franchement transmissibles par hérédité, sont les accidents *secondaires*.

Est-ce par le *germe* à son origine, ou bien par les matériaux extraits par le fœtus du sang maternel, que cette communication se fait ? Il est assez difficile de le dire. On ne peut que faire des conjectures à cet égard. Cependant, si l'on trouvait des cas dans lesquels une femme qui n'aurait rien eu avant sa grossesse gagnât, pendant la gesta-

tion, des chancres suivis d'infection constitutionnelle qui se transmettraient à son enfant, il faudrait admettre que c'est par les matériaux fournis
au fœtus pour sa nutrition que la transmission
aurait lieu. Ce sont des faits très délicats à observer.

Mais dès l'instant qu'aux accidents *syphilitiques*
secondaires font suite les accidents *tertiaires*,
l'hérédité cesse aussitôt ou à peu près. Ainsi,
on a vu des malades avorter et donner naissance à des enfants mort-nés ou à des enfants
infectés, pendant tout le temps que dure la période des accidents secondaires ; mais dès que les
accidents tertiaires étaient arrivés, ces mêmes
malades, redevenues enceintes, donnaient naissance à des enfants bien portants. C'est peut-être
là un élément précieux de diagnostic pour savoir
si une malade infectée de syphilis constitutionnelle
est dans la période des accidents secondaires ou
dans celle des accidents tertiaires. Il est bien en-
tendu que, si une malade infectée de syphilis
constitutionnelle secondaire se traite convenablement avec du mercure, la syphilis ne se transmet
plus. Dans tout ce qui précède, il s'agit de malades
qui ne se sont pas traitées pendant qu'elles étaient
sous l'influence de la syphilis.

Une mère affectée de syphilis tertiaire (ulcérations tertiaires, coryza, ozène, gommes, nodus sous-cutanés, périostoses, exostoses, etc.), donne-t-elle naissance à des enfants scrofuleux? Aucune observation positive n'est encore venue à l'appui de cette opinion, qui n'est pas absolument improbable. Mais on ne sait que penser de cette origine syphilitique des scrofules, lorsqu'on voit des personnes qui l'admettent citer à l'appui des observations de soi-disant transmission par des parents qui ont eu de simples blennorrhagies, par une mère qui a eu une simple ulcération du col utérin.

Une question encore pendante est celle de savoir si une nourrice ou une mère nourrissant son enfant, et gagnant la syphilis, peuvent transmettre cette maladie par la lactation. M. Ricord croit que non, et il est de fait qu'on observe contre la transmission plus d'exemples qu'il n'y en a en sa faveur. Il faut dire néanmoins que la question a besoin d'être étudiée de nouveau, car certains faits sembleraient plaider pour la possibilité de cette transmission. On trouve beaucoup de difficultés dans les observations de cette nature; mais il est plus qu'étonnant de voir encore des praticiens se laisser tromper dans certains cas par les nourrices. Un bon nombre de syphilis transmises aux enfants par les nourrices le sont de la manière suivante, qu'il importe de se rappeler : la nourrice a des chancres, le pus de ces chancres s'inocule à l'enfant ; l'enfant a d'abord un chancre (phénomène primitif), et puis, à la suite de ce chancre, mais ni toujours, ni inévitablement, il a des accidents syphilitiques secondaires. L'inverse peut avoir lieu, c'est-à-dire que la contagion peut avoir lieu de l'enfant à la nourrice, le premier ayant d'abord un chancre qu'il transmet ensuite à sa nourrice. C'est là le principal mode de communication de la maladie entre l'enfant et la nourrice ; car, outre le fait possible d'une transmission par l'allaitement, il y a encore cette circonstance, que des enfants atteints de syphilis secondaire peuvent infecter leur nourrice, en faisant naître autour des mamelons, qu'ils mâchonnent continuellement, une inflammation spécifique ulcéreuse qui entraîne souvent la perte du bout de sein et qui amène bientôt une diathèse suivie d'autres accidents syphilitiques.

Longtemps on a soutenu qu'un enfant atteint dès sa naissance de *syphilis secondaire*, n'ayant aucun symptôme primitif, ne pouvait rien transmettre à sa nourrice : c'est une erreur, et en observant avec attention, l'esprit libre de toute

idée préconçue, on voit que cette communication
d'accidents secondaires peut avoir lieu. J'en ai vu
plusieurs exemples, et je ne suis pas le seul qui en
ait observé de semblables; j'ai vu des enfants
atteints de syphilis secondaire transmettre à leur
nourrice, par le moyen de gerçures au mamelon,
des inflammations ulcéreuses faisant tomber le
bout de sein, et qui étaient suivies d'angines, de
plaques muqueuses et de syphilides cutanées, etc.
Il y a des exemples d'enfants qui ont ainsi infecté
plusieurs nourrices successivement, et chez lesquelles l'autre enfant, frère ou sœur de lait, a également contracté la maladie. Ces faits sont en assez
grand nombre pour fixer l'attention, et si tous ne
sont pas également explicites, il en est qui suffisent aux personnes non intéressées dans ce dé-
bat pour entraîner la conviction. J'en ai rapporté
un très grand nombre (1). Quelques-uns ont été
observés par moi, et j'ai emprunté les autres
à Hunter, Cullerier, Rayer, Vidal, Putégnat,
Diday, etc.

L'époque à laquelle les symptômes syphilitiques
se montrent chez un enfant qui en a reçu le

(1) *Traité pratique des maladies des nouveau-nés, des enfants
à la mamelle et de la seconde enfance*, 4ᵉ édition. Paris, 1862,
p. 985 et suiv.

germe par hérédité est à peu près constamment
du premier au deuxième mois de la vie extra-uté-
rine : aussi rien de plus commun que de voir des
mères syphilitiques donner naissance à des enfants d'abord bien constitués en apparence; puis,
au bout de quinze jours, un mois ou six semaines,
ces enfants sont pris des symptômes syphilitiques
dont nous allons parler. Quelques personnes pré-
tendent avoir vu des syphilides se montrer chez
des nouveau-nés au huitième jour après la naissance; ce fait aurait besoin d'une nouvelle confir-
mation, car rien, dans l'état actuel de la science,
n'autorise à le croire vrai. Il faut bien se rappeler,
pour pouvoir porter un jugement exact sur ces cas
de syphilis héréditaire, que plusieurs médecins
confondent à tort plusieurs des éruptions qui surviennent chez de jeunes enfants, avec des syphilides dont elles n'ont cependant aucun des caractères.

La syphilis héréditaire peut-elle se traduire par
des symptômes extérieurs apparents sur l'enfant,
au moment même de la naissance? Cette question
est encore controversée. Des praticiens du plus
haut mérite, et parmi eux se range M. Ricord, ont
dit que les faits de ce genre ont été observés d'une
manière incomplète. M. Ricord, se fondant, entre

autres raisons, sur ce que, dans le petit nombre
de cas qui ont été observés, les enfants étaient
mort-nés, serait assez disposé à croire que les
prétendues syphilides n'étaient que de simples
produits de la décomposition commençante du
derme. Cette explication n'est peut-être pas très
exacte ; car on observe chez des enfants mort-nés
des plaques muqueuses bien évidentes, disséminées
à l'anus, aux parties génitales et sur diverses parties du corps. On peut donc dire que, presque
toujours, la syphilis héréditaire ne se manifeste
par des symptômes apparents que vers la troisième, cinquième ou sixième semaine après la
naissance ; mais qu'elle peut, dans quelques cas
rares, produire des syphilides, alors que le fœtus
n'a pas encore vu le jour. En effet, dans la plupart
des cas de ce genre observés jusqu'à présent, le
fœtus avait succombé dans le sein de sa mère
quelques jours avant l'époque de l'accouchement,
mais tout récemment on a vu des enfants naître
bien conformés avec des symptômes évidents de
syphilis. M. Paul Dubois a vu plusieurs cas de
pemphigus syphilitique chez des enfants qui ont
vécu. M. Gubler en a également vu un exemple, et
j'ai observé le plus curieux de tous ces faits à
l'hôpital de la Pitié, chez un enfant qui avait des

onyxis à tous les orteils et à chacun des doigts de
la main (1).

Les symptômes de la syphilis héréditaire sont
constitués par des plaques muqueuses qui se montrent sur tous les points du corps, mais surtout
dans le voisinage des plis articulaires, au périnée.
Ces plaques n'offrent, chez l'enfant, aucun caractère plus spécial que chez l'adulte, si ce n'est leur
petit volume habituel, leur mollesse extrême, et
l'abondance de la matière purulente qu'elles sécrètent. Il est très rare de voir des ulcérations se
développer au palais et au voile du palais. Peut-être faut-il rapporter à la syphilis une forme de
coryza chronique que j'ai observé chez un certain
nombre d'enfants qui avaient sur le corps de la
roséole et au périnée des plaques rouges irrégulières, ulcérées, et qui étaient nés de mères syphilitiques.

Quant aux phénomènes généraux, ils peuvent
manquer; mais d'habitude l'enfant s'affaiblit,
mange peu, devient pâle et chétif; les membres
s'infiltrent de sérosité, et il finit bientôt par succomber au milieu de la cachexie vénérienne, si des
secours intelligents ne lui sont pas administrés.

Les enfants atteints de syphilis héréditaire peu-

(1) E. Bouchut, *loc. cit.*, p. 987.

vent guérir rapidement, lorsqu'ils sont traités d'une manière convenable. On en voit même qui sont arrivés au dernier degré du marasme, et qui finissent par se rétablir. Mais, dans ces cas, la mort est beaucoup plus ordinairement la conséquence de la maladie.

Le traitement consiste à faire subir à la mère un traitement mercuriel, soit qu'elle présente elle-même des symptômes apparents de syphilis, soit qu'elle n'en présente aucun. Pourrait-on proposer ce traitement mercuriel à une nourrice saine qui soignerait un enfant affecté de syphilis? C'est une question plus sérieuse qu'on ne le croirait au premier abord, car on dit assez généralement sans trop de preuves, que l'emploi du mercure peut avoir des inconvénients très graves ; je ne le crois guère, et pour mon compte, je n'ai jamais vu qu'un traitement mercuriel convenablement dirigé ait eu de fâcheux résultats. Cependant il faut, en faisant une pareille proposition à une nourrice, lui exposer ce que l'on attend d'elle, afin qu'elle se décide en toute connaissance de cause. Pour la mère, il n'y a plus la même hésitation ; car, bien qu'on ait de suffisantes raisons de croire à la réalité de la transmission des accidents syphilitiques par le père, dans un grand nombre de cas la cause du mal se trouve chez la mère. Or, que la mère ait ou n'ait pas de symptômes apparents, elle n'en est pas moins sous l'influence d'une diathèse syphilitique, qui doit être traitée par le mercure. Si elle nourrit, le traitement mercuriel a un double avantage, puisqu'il s'adresse à la fois à la mère et à l'enfant.

Le traitement le plus convenable à mettre en usage, celui que j'ai vu employer avec le plus de succès, consiste à faire prendre aux nourrices du protoiodure de mercure en pilules de 2 à 3 centigrammes, deux ou trois pilules par jour. Sous l'influence de cet agent, et bien que des analyses exactes n'en aient trouvé aucune trace dans le lait, les enfants reviennent rapidement à la santé, et les accidents syphilitiques disparaissent.

Si l'analyse ne rencontre pas le mercure dans le lait, ce n'est pas une raison pour croire qu'il ne s'y trouve pas; surtout si l'on réfléchit à la quantité minime qui doit être mélangée. Par exemple, des nourrices qui prenaient de 2 à 4 grammes d'iodure de potassium par jour n'avaient que des traces sensibles, il est vrai, mais très légères d'iode dans le lait. Puisqu'un agent aussi facile à reconnaître que l'iode ne se retrouve qu'en petite quantité, combien doit-il être difficile de reconnaître le mercure, qui exige des manipulations assez compliquées pour sa recherche, et dont les malades ne peuvent prendre, proportionnellement à l'iode, que de très légères doses !

Quant aux jeunes enfants affectés de syphilis et de coryza chronique, peut-être syphilitique, dont nous avons parlé, on les guérit à l'aide du sublimé, des frictions mercurielles ou de l'iode donné à petites doses, et qu'on administre sous forme d'iodure de potassium. On le fait prendre directement dans un peu d'eau ou de lait sucré à la dose de 2 à 5 décigrammes par jour. Cette petite quantité ne paraît avoir aucun inconvénient. L'iode qui passe par le lait de la nourrice ne paraît pas être en assez grande quantité pour qu'on puisse songer à traiter l'enfant en traitant la nourrice.

CHAPITRE II.

INFLUENCE DES MALADIES ACTUELLES DE LA NOURRICE SUR LA SANTÉ DES ENFANTS.

Parmi les affections locales ou générales diverses qui peuvent atteindre la mère nourrice ou la nourrice, les unes paraissent n'avoir aucune influence sur la santé des enfants, les autres, au contraire, exercent sur elle l'influence la plus fâcheuse.

Leur action est *immédiate* ou *éloignée*.

Celles dont l'effet est immédiat sont faciles à connaître, et l'on peut sans peine établir le rapport qui existe entre elles et les accidents qu'elles déterminent. Il n'en est plus de même des maladies de la nourrice dont l'influence se fait ressentir à une époque éloignée. Ainsi, tout le monde peut raisonnablement supposer que le lait d'une nourrice reconnue tuberculeuse pendant l'allaitement doit avoir les conséquences les plus fâcheuses pour l'avenir, mais personne ne saurait l'affirmer d'une manière positive. On pourrait en dire autant à l'égard de l'affection syphilitique, scorbutique et de l'anémie qui résulte de la mauvaise alimentation. Il est probable que ces maladies diathésiques de la nourrice sont plus ou moins préjudiciables à l'enfant, mais cela n'est point démontré par l'observation.

§ I. — Influence immédiate des maladies de la nourrice sur la santé des enfants.

Les maladies de la nourrice qui ont une influence immédiate sont assez nombreuses. Elles doivent être divisées en trois classes. Dans la première, je placerai celles qui sont accompagnées par une modification dans la sécrétion de la glande mammaire, c'est-à-dire dans lesquelles le lait présente des altérations appréciables à nos moyens d'investigation. Il faut mettre dans la seconde celles qui ne sont accompagnées par aucune altération de ce genre, et dans la troisième enfin celles dont la transmission s'opère par le contact répété de la nourrice et de l'enfant. « *Maxima diversa est ratio, nec raro miranda, quâ ad parvulos morbi tales transferuntur. Partim nimirum lacte, partim perspiratione, partim contactu, partim saliva, partim alia via, morbi ad eosdem transire possunt.* » (Wagner.)

PREMIÈRE CLASSE. — Influence immédiate des maladies de la nourrice avec altération du lait.

Ce que j'ai dit précédemment des altérations du lait trouve ici son application, et doit servir à l'intelligence de cette partie de la question.

1° Il y a des femmes qui ont toutes les apparences de la santé la plus robuste, et dont la constitution est forte et vigoureuse, qui ne font cependant que de pauvres nourrissons. J'en ai vu des exemples, mais ils sont rares. M. Donné en a rapporté un qui est très curieux (1). La dame qui fut le sujet de son observation jouissait d'une belle

(1) *Cours de microscopie.* Paris, 1844, p. 445.

et florissante santé, mais son enfant venait mal, paraissait souffrir après avoir teté, et il avait souvent du dérangement d'entrailles. M. Donné crut devoir rapporter ces accidents à une altération particulière du lait, trop riche, contenant des principes nutritifs abondants, trop substantiels et trop lourds pour l'estomac de l'enfant. En effet, le lait de cette nourrice renfermait une prodigieuse quantité de globules ; ils étaient tellement serrés, qu'à peine voyait-on quelques espaces libres entre eux, et partout ils se présentaient sans confusion ni agglomération. C'est, dit M. Donné, le lait le plus riche que j'aie encore rencontré. D'après cet examen, j'engageai la mère à continuer de nourrir son enfant, en prenant seulement le soin d'éloigner les heures de l'allaitement, afin de laisser aux digestions le temps de se faire et pour diminuer un peu la consistance du lait par son séjour dans les mamelles. Cette simple précaution suffit pour faire disparaître les accidents, et l'enfant revint bientôt à la santé.

L'excès dans les qualités du lait est donc un défaut ; sa trop grande richesse, c'est-à-dire l'augmentation absolue du chiffre de ses globules, chez une nourrice forte et vigoureuse, est toujours préjudiciable. L'enfant éprouve, sous cette influence, des indigestions fréquentes qui ne tardent pas à produire la phlegmasie des voies digestives.

2° La plupart des affections des nourrices ont ordinairement sur le lait une influence toute contraire à celle dont nous venons de parler. Elles déterminent ce qu'on appelle l'appauvrissement de ce liquide, son état séreux, la diminution de sa quantité, la mauvaise élaboration de ses éléments, surtout des globules, qui sont très sensiblement diminués, et elles le rendent insuffisant pour les besoins de la nutrition. Chose remarquable dans ces cas, les parties solides du lait sont encore en excès, mais elles rendent ce liquide lourd et indigeste, comme dans le cas précédent. La mauvaise qualité du lait dépend donc autant de sa mauvaise élaboration que de la diminution des globules et de l'accroissement du chiffre de ses parties solides. C'est une sorte de concentration du lait dont la fièvre paraît être la cause.

Les nourrices dont la constitution est délicate, sans être altérée par la maladie ; celles qui sont dans cet état de souffrance mal caractérisé qui accompagne la misère et la mauvaise alimentation ; celles qui sont maladives et en proie à la diarrhée ou à une affection organique commençante, la tuberculisation pulmonaire par exemple ; celles enfin qui sont atteintes par une affection aiguë inflammatoire, comme la pneumonie septique, comme la fièvre puerpérale ou virulente, comme la syphilis; celles-là, dis-je, présentent très souvent cette altération du lait. Une sensation pénible produit quelquefois le même résultat : ainsi, E. Siebold a observé une dame chez laquelle l'odeur exagérée du camphre troublait et même suspendait la sécrétion laiteuse.

Dans ces cas, on trouve le lait clair, séreux, peu abondant, renfermant un petit nombre de globules de beurre, tous très petits et comme réduits en poussière. Ce liquide est relativement plus chargé de parties solides, de caséum et de sucre, ce qui le rend lourd et dangereux pour les enfants. C'est ce que l'on appelle un lait pauvre et insuffisant.

Les maladies de la nourrice qui déterminent cet appauvrissement du lait, cette diminution des globules de beurre et cette mauvaise élaboration du lait, sont, comme on le voit, très variées et fort dissemblables. Elles ont ordinairement pour résultat d'amener chez l'enfant l'irritation des voies digestives, la diarrhée, les coliques, les vomissements, le muguet, etc. La pauvreté du lait qui résulte de la maladie et de la fièvre, comme sa trop grande richesse, c'est-à-dire la surabondance de ses globules à l'état normal, semble donc être la cause des mêmes accidents chez les nourrissons.

Un fait de pathologie comparée extrêmement curieux confirme ce que je viens de dire. Rechou purgeait tous les deux jours, pendant un mois, une vache nourrice, et il vit le lait diminuer, devenir séreux et le veau avoir la diarrhée. Il recommença de la même manière un peu plus tard, mais cette fois le veau mourut, puis enfin la vache.

3° Les affections dont je viens de parler, et quelques maladies locales, telles que la galactophorite, les engorgements et les phlegmons du sein, la grossesse même, qui déterminent l'appauvrissement du lait de la nourrice, deviennent la cause d'une altération de ce liquide et de son retour à l'état de colostrum. On trouve encore ici une altération unique correspondant à des maladies très différentes dans leur nature.

Dans ces circonstances si diverses, dans le cours de la grossesse, au milieu de la fièvre qui accompagne le phlegmon de la mamelle, et dans la fièvre de la pneumonie, de l'entérite, etc., le lait, diminué de quantité, appauvri dans ses globules, concentré dans ses parties solides, présente au microscope des globules laiteux, petits, mal circonscrits, confus et comme réduits en poussière, au milieu desquels se trouvent un bon nombre de ces corps granuleux propres au colostrum.

L'influence de ce lait sur les enfants se traduit encore par l'irritation des voies digestives, par des coliques, par des vomissements, par la diarrhée, etc. Néanmoins ce phénomène n'est pas constant, et il arrive que des enfants qui tettent une nourrice malade, dont le lait renferme des éléments du colostrum, ne présentent aucun accident de cette nature.

Ainsi, je rappellerai l'exemple d'une femme que j'ai vue à l'hôpital Necker : elle avait une fièvre puerpérale légère et des abcès multiples dans le tissu cellulaire sous-cutané des membres ; son lait était pauvre et rempli de corps granuleux. L'enfant, qui ne prenait pas d'autre aliment, resta en assez bon état, sans diarrhée jusqu'au moment où survint, par suite de circonstances épidémiques, une affection catarrhale des bronches.

Une autre fois j'ai vu dans le même hôpital une femme de vingt-huit ans, douée d'une bonne santé, blanche, lymphatique, qui eut un premier enfant qu'elle allaita, et qui vint fort mal ; le père était parfaitement sain. Cet enfant eut de la diarrhée au deuxième mois de sa vie, puis des vomissements et du muguet confluent. Le lait était clair, séreux et peu abondant, ce qui obligea de sevrer. Au vingtième mois, l'enfant n'avait que six dents, il était malingre, ne pouvait se tenir sur ses jambes ; son ventre était énorme, et à chaque instant il avait de la diarrhée.

Quinze mois après, cette femme eut un deuxième enfant. Elle commençait à le nourrir, lorsqu'un mois après sa délivrance elle eut un abcès au sein. L'enfant continua de teter, et il eut des vomissements et de la diarrhée, qui continuèrent après la guérison de la mamelle. Pendant deux mois alors j'examinai le lait : il était très clair, peu abondant, pauvre en globules, en crème, et rempli de globules granuleux, légèrement acide. La mère eut ensuite un ictère, et le lait devint un peu jaune ; il ne tachait pas le linge, et se recouvrait d'une légère couche de matière colorante bleue, par l'action de l'acide nitrique. Ses autres caractères étaient d'ailleurs les mêmes.

J'ai vu aussi des nourrices, devenues enceintes, qui continuèrent l'allaitement malgré l'altération de leur lait et son retour à l'état de colostrum. Leurs nourrissons ne parurent pas en souffrir. Néanmoins, dans la majorité des cas, le lait sécrété dans le cours de la grossesse est de mauvaise qualité, et il provoque chez les enfants une irritation plus ou moins violente des voies digestives, caractérisée par la diarrhée séreuse.

Ailleurs on retrouve la même maladie chez la mère et chez l'enfant. Une fois j'ai vu à l'hôpital Sainte-Eugénie une nourrice atteinte depuis quinze jours d'embarras gastrique avec anorexie, état saburral de la langue, céphalée, ictère des conjonctives. L'enfant âgé de quinze mois, tomba malade, ne voulait plus teter, et depuis trois jours était atteint d'ictère intense, avec urines brunes et selles régulières jaunâtres.

4° La galactophorite, les engorgements et les phlegmons du sein sont quelquefois la cause d'une altération du lait qui diffère de la précédente, et peut être préjudiciable à l'enfant. Je veux parler du mélange de ce liquide avec le pus.

Les abcès du sein formés dans le tissu même de la glande mammaire détruisent souvent quelques lobules glanduleux, et déchirent les conduits galactophores. Ces conduits restent ainsi l'ouverture béante dans les parties du foyer, absorbant sans cesse le pus renfermé dans son intérieur, et le portant au dehors par les orifices du mamelon, où il se mêle avec le lait venu des autres parties de la glande.

Le microscope permet de découvrir très facilement cette altération du lait, qui est très évidente et très facile à reconnaître, et il est impossible de ne pas l'accepter comme un fait incontestable.

Il est presque inutile de dire qu'une telle maladie de la nourrice doit avoir l'influence la plus fâcheuse sur la santé de l'enfant. Les accidents qui en résultent paraissent concentrés sur la muqueuse des voies digestives. Ainsi les digestions se troublent; l'enfant vomit et il a de la diarrhée. Cependant d'autres phénomènes morbides peuvent se produire, et c'est dans les mêmes circonstances qu'on a vu survenir chez l'enfant des érysipèles et des abcès gangréneux, particulièrement au scrotum, qui amènent rapidement la mort. Il est infiniment probable que chez ces femmes le lait devait contenir une certaine quantité de pus. On peut donc considérer comme un fait avéré que le lait provenant d'un sein malade, soit qu'il contienne du pus, soit qu'il n'en contienne pas, est excessivement préjudiciable aux enfants.

5° Nous devons enfin parler d'un état particulier de quelques femelles, dans lequel le lait sort

tout mélangé à une certaine quantité de sang. Ce
phénomène, fort extraordinaire, s'il n'y a pas eu
erreur dans son appréciation, ce qu'il est impossible de croire, n'a pas encore été rencontré chez
la femme. M. Donné l'a quelquefois observé chez
les animaux. Ce médecin a découvert dans le lait
rougeâtre de deux ânesses un certain nombre de
globules sanguins, reconnaissables à leur forme et
à leur couleur, solubles dans l'ammoniaque, placés
au milieu des globules laiteux.

Cette altération ne se rencontre pas chez la
femme ; et dans les cas où l'on a cru l'observer, ce
sang n'était pas formé simultanément avec le lait
dans l'intérieur de la mamelle, il provenait de son
extérieur par une fissure du mamelon.

Or, il ne faut pas confondre le mélange accidentel de sang et de lait, aussi fréquent que la
fissure du sein, avec le mélange naturel qui serait
le résultat de l'altération de sécrétion du liquide.
L'un de ces phénomènes est purement local et
sans effet sur la santé de l'enfant; l'autre, au contraire, se rattache à une disposition générale de
la nourrice qui est assurément fort sérieuse, mais
dont nous ne pouvons préciser le caractère,
puisqu'elle n'a pas été observée dans l'espèce
humaine.

Des considérations qui précèdent, il résulte que les maladies de la nourrice, accompagnées d'une altération du lait appréciable à nos moyens d'investigation, n'ont pas sur la santé des enfants une action *immédiate*, particulière et spéciale à *chacune d'elles*. Toutes ces affections ont pour résultat commun, chez l'enfant, l'insuffisance de la nutrition, et ensuite l'irritation des voies digestives, caractérisée par des coliques, des vomissements et de la diarrhée. Qu'elles soient accompagnées de l'altération de lait désignée sous les noms de *richesse* ou d'*appauvrissement*, de son altération, par les éléments du colostrum, quelquefois par du pus, leur effet n'en est pas moins le même. *Toujours les accidents qui se développent ont pour siége le tube digestif, et toujours aussi leur nature est semblable.*

Ainsi donc, la vigueur de constitution et la bonne santé habituelle, qui sont en rapport avec la riche et abondante sécrétion d'un lait trop chargé de principes solides, se trouvent sur la même ligne que la faiblesse et l'état des maladies chroniques qui déterminent l'appauvrissement de ce liquide, eu égard à l'influence de ces dispositions générales sur la santé des enfants. Il en est de même de l'action des maladies inflammatoires, de la pleurésie, de la pneumonie, etc. Leur influence immédiate est semblable à celle des maladies septiques, comme la fièvre puerpérale et la fièvre typhoïde.

Au reste, si les maladies dont je viens de parler exercent une influence fâcheuse sur la sécrétion du lait, il ne faut pas croire qu'elles doivent irrévocablement déterminer des troubles dans la santé des enfants; assez souvent encore le nourrisson n'éprouve aucun dommage en tetant sa nourrice qui est malade. Ainsi, j'ai vu des femmes atteintes de rhumatisme articulaire aigu, incapables de tenir elles-mêmes leur enfant, qu'on présentait à leur sein; d'autres qui étaient affectées de pneumonie, de phthisie, de fièvre puerpérale, de fièvre typhoïde, etc., avec ou sans altération du lait, qui ne cessèrent pas d'allaiter leur enfant, lequel parut ne pas en souffrir.

Il y a, à cet égard, des différences individuelles très grandes. Un enfant ressent à sa manière l'influence du lait de sa nourrice, et probablement d'une manière toute différente d'un autre qui serait à sa place. Une femme que j'ai vue, réglée pendant l'allaitement, nourrissait à la fois son enfant et un enfant étranger; celui-ci était malade à chaque époque menstruelle, avait des coliques et de la diarrhée; l'autre n'éprouvait rien de semblable.

En présence de ces faits, si souvent contradictoires, qui sont de nature à ébranler la conviction qu'il faut acquérir au sujet de l'influence des nourrices sur leurs enfants, que faire et à quoi se résoudre? Il faut agir avec prudence, et quand une nourrice est malade, il convient d'attendre et d'observer ce qui se passe chez le nourrisson. Si des accidents sérieux, du côté des voies digestives, se manifestent, l'allaitement doit être suspendu jusqu'à nouvel ordre, et confié à une nouvelle nourrice, si l'état de la première ne devient pas rapidement plus prospère.

DEUXIÈME CLASSE. — Influence immédiate des maladies de la nourrice, sans altération de son lait.

Cette dénégation cache notre impuissance. Il est évident que si une nourrice dont le lait n'offre aucune modification appréciable se trouve dans une disposition capable de produire des accidents chez le nourrisson, c'est que son lait est altéré d'une manière que nous ne pouvons pas saisir.

En effet, le lait est l'intermédiaire obligé de cette influence morbide.

Et il est impossible de nier l'existence des altérations insaisissables de ce fluide, quand nous-mêmes pouvons les déterminer à volonté, par l'introduction de substances médicamenteuses dans l'économie. La dose de 2 ou 3 centigrammes de protoiodure de mercure, administrée chaque jour à la nourrice, suffit pour guérir la syphilis de l'enfant, et cependant on n'a jamais pu, par les analyses les plus exactes, réussir à trouver dans le lait des traces de cette substance.

Par conséquent, si nous arrivons à modifier les qualités du lait, sans nous en apercevoir autrement que par les résultats physiologiques et thérapeutiques, nous devons croire à l'existence des altérations inconnues et inappréciables de ce liquide, lorsqu'elles nous sont démontrées par un phénomène aussi certain que la maladie de l'enfant, au moment d'un trouble survenu dans la santé de sa nourrice.

Quoi qu'il en soit de ces altérations insaisissables du lait, qui existent chez des nourrices en proie aux affections morales ou nerveuses, chez des femmes dont la constitution est dominée par une diathèse ou une cachexie quelconque, scrofuleuse ou syphilitique, ce qu'il nous importe, c'est de préciser quelles sont, parmi ces dispositions morbides, celles qui sont immédiatement préjudiciables aux enfants.

Les affections morales et l'agacement nerveux des nourrices ont quelquefois la plus grande influence sur la nutrition des enfants; mais cette influence est loin d'être constante, et doit être considérée, je crois, comme étant tout exceptionnelle.

La mère et la nourrice qui ne s'attachent pas à leur nourrisson sont de mauvaises nourrices; leur lait ne monte pas avec abondance comme chez les mères dévouées à leur enfant; elles n'éprouvent pas le tressaillement intérieur, connu sous le nom de *montée de lait*, et qui s'opère à la vue ou à la seule pensée qu'elles pourront bientôt donner à teter. L'enfant souffre et son développement est retardé; heureux encore s'il ne tombe pas malade. Voilà les résultats de l'indifférence et de l'ennui qu'on apporte à remplir les devoirs de nourrice.

Les émotions de toutes sortes, les contrariétés violentes, les profonds chagrins, et en général toutes les passions, modifient rapidement la composition du lait, et peuvent le rendre immédiatement nuisible aux enfants. Ainsi une nourrice encore émue du danger que venait de courir son

mari dans une querelle avec un soldat qui avait
tiré le sabre contre lui, et auquel elle avait arraché
cette arme, présente le sein à son enfant âgé de
onze mois et bien portant; l'enfant le prend, puis
le quitte bientôt avec agitation, et meurt en quelques instants (1). Tout le monde connaît l'histoire
racontée par Deyeux et Parmentier, relative à une
dame sujette aux attaques de nerfs, et qui voyait
à ce moment son lait altéré et visqueux comme
du blanc d'œuf. On ne dit pas ce qu'il est résulté
de cette nourriture pour l'enfant, mais on peut
supposer que l'allaitement a été interrompu; car
un lait de cette composition ne pouvait être que
dangereux.

Ces altérations subites du lait, souvent inappréciables, dont on ignore la nature, déterminent
parfois des convulsions.

Ainsi j'ai vu une dame fort impressionnable,
très agitée dans la saison chaude par l'état électrique de l'atmosphère, et surtout par l'orage, qui
ne pouvait donner à teter à son enfant sans lui
communiquer presque aussitôt une agitation in-
croyable, qui alla plusieurs fois jusqu'au spasme
convulsif. Elle se trouva bien de suspendre l'allai-

(1) *Ann. de litt. médic. britann.*, et Guétard, *Dictionnaire de
médecine*, art. LAIT.

tement lorsqu'elle se trouvait en pareille disposition, et les accidents ne se montrèrent plus chez l'enfant.

Barbieri raconte qu'une femme de trente-deux ans, très robuste, fut prise, à son premier allaitement, de tiraillements musculaires passagers dans les jambes et dans les pieds, et son enfant mourut de pemphigus à dix mois. A la seconde couche, mêmes phénomènes qui durèrent sept jours, juste la durée de la vie de l'enfant et de l'allaitement. A une troisième couche, les spasmes commencèrent dès le début de la sécrétion laiteuse, et au bout de dix jours ils se convertirent en accès qui revinrent périodiquement de dix jours en dix jours. Après une demi-heure de tiraillements musculaires dans toutes les parties du corps, une convulsion tonique envahissait toute une région, les muscles de la mâchoire ou ceux du cou, d'une main, d'une jambe, ou tous ces muscles à la fois. Le spasme tétanique abandonnait une partie au bout de cinq minutes et se présentait ailleurs. Le pouls et la respiration s'élevaient; une sueur abondante coulait, mais sans fièvre consécutive. Pendant douze à vingt-quatre heures, la douleur était des plus violentes, et cette souffrance, exprimée par des cris, empêchait l'enfant de dormir et lui interdisait presque le sein. Cet enfant mourut à dix mois d'un flux dysentérique. Deux autres couches furent suivies du même phénomène pendant l'allaitement. Les deux enfants périrent de la même maladie que le précédent, l'un à six mois, l'autre à neuf. L'interruption de l'allaitement a pu seule apporter un remède à ce tétanos, et le résultat a toujours été rapide et complet. Tous les agents de la matière médicale avaient été employés sans succès contre ces accidents.

On raconte qu'une jeune femme fort lascive, voyait l'enfant qu'elle allaitait tomber dans de violents mouvements convulsifs chaque fois qu'elle s'était livrée au coït. Ce fait semble justifier l'aphorisme de Galien : « *A Venere omnino abstinere jubeo omnes mulieres quæ pueros lactant.* » Mais de nombreux exemples pourraient, au besoin, démontrer que l'influence des plaisirs vénériens n'est pas toujours aussi fâcheuse. « *Numerosissimas vidi mulieres, quæ singulis fere annis feliciter pariebant, licet ubera præberent infantibus.* » (Van Swieten.) Il est aussi des médecins qui vont plus loin, et qui conseillent même, dans l'intérêt de la nourrice, de lui accorder la satisfaction de voir son mari. « *Certum est occulta desideria pejora et magis noxia esse quam plena honestarum feminarum*

gaudia, et rarum moderatumque Veneris usum. »
(Platner.) On ne peut irrévocablement juger cette
question d'après quelques faits particuliers, sans
s'exposer à tomber dans l'erreur. Les rapports
sexuels ne peuvent être immédiatement dangereux que chez quelques nourrices dont l'ardeur
est extrême et dont les sens sont excessivement
impressionnables. Mais ce qui doit les faire absolument interdire, *a Venere omnino abstinere jubeo*,
c'est que la grossesse, dont on ne s'aperçoit que
plus tard, en est souvent le résultat, et que, comme
nous l'avons vu, l'état du lait qui accompagne
ordinairement cette position étant fréquemment
préjudiciable aux nourrissons, on est obligé de les
confier à une autre nourrice.

Le retour prématuré des règles est un phénomène qui inquiète beaucoup les mères. On lui
attribuait jadis une très grande influence sur la
santé des enfants, mais il n'en est généralement
pas ainsi. C'est une question que l'on ne peut juger
à priori pour toutes les femmes, et qui doit se décider par l'observation de chacune d'elles.

Ainsi j'ai interrogé beaucoup de nourrices à cet
égard, pour savoir si elles avaient eu leurs époques dans les allaitements antérieurs et si leur
enfant avait paru en souffrir. J'ai, d'une autre

part, observé un grand nombre de nourrices qui avaient le retour prématuré des époques, et je suis arrivé à ces conclusions : 1° Que les règles reparaissent chez le tiers des femmes entre le cinquième et le septième mois de l'allaitement. 2° Que souvent les femmes n'ont leurs règles qu'une fois, ce qui indique l'aptitude à la conception ; puis elles deviennent enceintes, et les règles ne paraissent plus. 3° Que la généralité des enfants ne paraît pas souffrir de la menstruation des nourrices. 4° Qu'il en est quelques-uns qui ont à ce moment des coliques, un peu d'agitation, et quelquefois une diarrhée légère. 5° Que d'autres, et ceux-là sont rares, sont très malades quelques jours avant, pendant et peu après les règles de la nourrice qu'il faut nécessairement remplacer : les accidents ont pour siége le tube digestif, et l'on voit chaque mois paraître des coliques, des vomissements, de la diarrhée, et quelquefois une fièvre assez vive. 6° Que le lait, dans ces circonstances, ne présente pas de changements appréciables à nos moyens d'investigation.

Sœmmering rapporte un exemple bien curieux qui, s'il était plus fréquent, semblerait démontrer l'impossibilité de contrarier le vœu de la nature à l'égard de l'allaitement par la mère. Le lait d'une femme qui nourrissait sans inconvénient ses propres enfants, donnait des convulsions aux autres.

Assurément ce fait ne pourra pas détruire l'habitude qu'on a prise si généralement de confier ses enfants à des nourrices étrangères, mais il pourra du moins faire comprendre qu'il n'est pas indifférent de les confier à la première femme venue. En effet, les nourrices ont, avec leur individualité de race, de constitution et de tempérament, une individualité du lait dont les qualités sont plus ou moins avantageuses à la santé des enfants, suivant les femmes qui le fournissent.

Les nourrices sont quelquefois affectées de maladies inflammatoires ou septiques, qui ne sont pas accompagnées des altérations du lait mentionnées dans le chapitre précédent. Ces maladies n'ont alors aucune influence sur la santé des enfants, qui n'est qu'accidentellement troublée. Ainsi j'ai vu la pneumonie surprendre un enfant qui n'avait pas cessé de teter sa mère atteinte d'un violent érysipèle de la face avec délire, et dont le lait n'était pas altéré. J'ai vu pareille chose chez un autre enfant dont la mère avait une fièvre puerpérale légère ; mais par opposition je citerai un troisième cas, beaucoup plus singulier, dans

lequel une femme atteinte d'arthrite puerpérale
au genou, assez bien portante d'ailleurs et sans
réaction fébrile très intense, continuait à donner
le sein à un enfant qui eut une arthrite suppurée
de l'épaule droite, ce qui fut constaté par l'au-
topsie. A cette époque, je n'avais pas songé à étudier les altérations du lait, et je n'étudiais pas
celui de cette nourrice, mais il est bien probable
que l'examen du lait n'aurait pas rendu compte
de la formation d'une arthrite simultanée chez la
mère et l'enfant. Ce sont des cas qu'explique
mieux l'influence puerpérale épidémique.

Certaines maladies de la peau chez la mère ou
chez la nourrice se transmettent à l'enfant par
contact direct; cela ne fait aucun doute, mais il
est difficile de savoir si la transmission peut s'opérer au moyen du lait. Cela n'est pas probable, car
j'ai vu beaucoup de femmes qui avaient des affections cutanées non spécifiques, et qui ne transmi-
rent aucune maladie à leur enfant. Je n'ai observé
qu'une fois le phénomène contraire qu'il faut expliquer par une coïncidence en attendant que
d'autres faits semblables permettent d'en tirer des
conclusions différentes. La nourrice dont il s'agit
avait depuis plusieurs années, au sein, un eczéma
qu'elle n'avait pu faire disparaître et qui se déve-

www.ingramcontent.com/pod-product-compliance
Lightning Source LLC
Chambersburg PA
CBHW060414200326
41518CB00009B/1349

* 9 7 8 2 0 1 2 5 5 6 2 1 8 *